Höhepunkte
klassischer Akupunkturpunktkombinationen

Honora Lee Wolfe
Rose Crescenz

Höhepunkte klassischer Akupunkturpunktkombinationen

Empirisch belegte Akupunkturpunktkombinationen und Moxibustionsempfehlungen

Deutsche Übersetzung von
Ingrid Leibold

Verlag für Ganzheitliche Medizin Dr. Erich Wühr GmbH
Kötzting/Bayer. Wald

Die Deutsche Bibliothek – CIP-Einheitsaufnahme

Wolfe, Honora:

Höhepunkte klassischer Akupunkturpunktkombinationen / von Honora Lee Wolfe und Rose Crescenz. Übers.: Ingrid Leibold. – Kötzting/Bayer. Wald : Verl. für Ganzheitliche Medizin Wühr, 1999

ISBN 3-927344-24-9

Haftung: Sämtliche Angaben in diesem Buch sind nach bestem wissenschaftlichen Können des Autors gemacht. Eine Gewähr übernehmen der Verlag und der Autor nicht, insbesondere die Behandlung betreffend. Es bleibt in der alleinigen Verantwortung des Lesers, diese Angaben einer eigenen Prüfung zu unterziehen. Wenn er die Methoden, die in diesem Buch beschrieben sind, an Patienten anwenden will, so tut er dies auf eigene Verantwortung und Haftung.

ISBN 3-927344-24-9

Produktion: Satz & Grafik Ritter, Frühlingstraße 25, D-92711 Parkstein

INHALT

VORWORT

Höhepunkte klassischer Akupunkturpunktkombinationen basiert auf Liao Run-longs *Zhen Jiu Ji Cheng* (Eine Zusammenstellung von Akupunktur & Moxibustion) der Qing-Dynastie. Dies ist eine Zusammenstellung empirisch erprobter alter Rezepturen für Akupunktur und Moxibustion, die von Liao aus den Klassikern dieser Kunst der Jin-, Yuan-, Ming- und Qing-Dynastie zusammengefaßt wurde.

Dieses Buch wurde 1987 als ein Übersetzungsprojekt einer Klasse begonnen, als Rose Crescenz und ich uns noch in der Akupunkturausbildung befanden. Es war ein langwieriges Projekt und war am Ende des Semesters, in dem es begonnen wurde, noch nicht fertiggestellt. Einige Monate später entschied Blue Poppy Press, daß dieses Projekt es wert sei, veröffentlicht zu werden, und initiierte damit das Bemühen, es zu vervollständigen. Nach dieser Zeit stimmten zwei andere Leute der Klasse, Lars Alexander und Steven Hollyfield, die beide an der anfänglichen Arbeit dieses Projekts beteiligt waren, großzügigerweise zu, ihre Abschnitte der Übersetzung mit uns zu teilen. Wir danken ihnen herzlich für ihren Beitrag. Zusätzlich war Zhang Tingliang, der Lehrer unserer Übersetzungsklasse, während der Arbeit an diesem Buch sehr hilfreich beim Klären schwieriger Passagen zu verschiedenen Punkten. Schließlich möchten wir noch Bob Flaws unsere Anerkennung ausdrücken, der viele Stunden mit uns verbrachte, um die Terminologie zu verfeinern, so daß der Text so nahe wie möglich am Chinesischen blieb.

Als Bezugsquellen benutzten wir mehrere Texte und Artikel, beim Auftreten von Fragen jedoch war unsere Hauptquelle für die Terminologie *A Glossary of Chinese Medical Terminology and Acupuncture Points* von Nigel Wiseman, Paradigm Publications. Für die Standardnumerierung[1] der Meridianpunkte haben wir das Numerierungssystem der *Essentials of Chinese Acupuncture*, Foreign Language Press (Chinesische Akupunktur und Moxibustion[2]) gewählt. Wir fanden dennoch, daß *Acupuncture, A Comprehensive Text,* Bensky und O'Connor, Eastland Press, eine bessere Auswahl der Extrapunkte hatte, und wo es möglich war, haben wir die Nummern aus diesem Text für jene Punkte aufgeführt. Da alle Quellen für das hier übersetzte Material über 100 Jahre alt sind, waren jedoch viele Namen für Extrapunkte nicht in verfügbaren modernen Texten aufgelistet und haben deshalb keine moderne Punktnummer.

Seit der ersten Publikation dieses Texts haben wir viele Stellungnahmen verschiedener Akupunkteure erhalten, die sowohl die Punktauswahlen als auch die Auflistung der Erkrankungen für die klinische Praxis nützlich finden. Es ist auf dieses Feedback zurückzuführen, daß wir uns entschlossen haben, das Buch im Druck zu lassen. Wir hoffen, daß die enthaltenen Informationen auch weiterhin Therapeuten dabei helfen, die Leiden ihrer Patienten zu lindern.

Honora Lee Wolfe

April 1995

---

1 Anmerk. d. Übs.: Anstelle von KS wird in der dt. Übs. Pe (Perikard) verwendet und für die Extrapunkte die WHO-Nomenklatur, soweit die Punkte dort erfaßt sind.

2 Erschienen im Verlag für Ganzheitliche Medizin, Dr. Erich Wühr GmbH, Kötzting, 1998.

實用針灸配穴精要

KAPITEL 1

Innere Zustände

1) JING (Essenz)

(1) **Nasse Träume; Spermatorrhoe:** Nadle oder moxe *Gao Huang Shu* (Bl 43), *Shen Shu* (Bl 23), *Zhong Ji* (KG 3), *Guan Yuan* (KG 4) und *Bai Huan Shu* (Bl 30). Ein *luo* der Blasenleitbahn *tai yang* Fuß verläuft von diesem Punkt (Bl 30) um die Vorderseite der Wirbelsäule auf Höhe der Taille und kehrt bei Bl 31 zu ihrer Hauptleitbahn zurück. Ein anderer Name für diesen Punkt ist weiße Trübheit (*Bai Zhou*), da er zur Behandlung von *bai dai* oder weißer, trüber Leukorrhoe eingesetzt werden kann.

(2) **Spermatorrhoe ohne Träume:** Moxe *Shen Shu* (Bl 23), *Guan Yuan* (KG 4) und *Zhong Ji* (KG 3).

(3) **Überfließen der Essenz; Essenz randvoll:** Nadle *Zhong Ji* (KG 3), *Da He* (Ni 12), der ein Kreuzungspunkt der Nierenleitbahn mit dem *Chong Mai* ist, *Ran Gu* (Ni 2) und *Tai Chong* (Le 3).

(4) **Trübe Essenz fließt spontan:** Moxe *Zhong Ji* (KG 3), *Guan Yuan* (KG 4), *Zu San Li* (Ma 36), *Shen Shu* (Bl 23).

(5) **Leere-Erschöpfung führt zu Essenzverlust:** Moxe *Da He* (Ni 12) und *Zhong Feng* (Le 4).

(6) **Samenverlust durch Leere und Erschöpfung der fünf Organe:** Moxe *Qu Gu* ((KG 2), 40 Kegel auf diesem einen Punkt, der in der Mitte des Knochens über dem männlichen Genitale lokalisiert ist.

2) QI (Qi)

(1) **Jegliche Art von Qi-Störung:** Man muß *Qi Hai* (KG 6) nadeln oder moxen.

(2) **Gegenläufiges Qi:** Nadle *Chi Ze* (Lu 5), *Shang Qiu* (Mi 5), *Tai Bai* (Mi 3), *San Yin Jiao* (Mi 6).

(3) **Seufzen mit nach oben gerichteter Umkehr des Qi:** Nadle *Tai Yuan* (Lu 9) und *Shen Men* (He 7).

(4) **Kurzatmigkeit:** Bei Patienten mit vollem Qi nadle *Da Ling* (Pe 7) und *Chi Ze* (Lu 5). Bei leerem Qi moxe *Da Zhui* (LG 14), *Fei Shu* (Bl 13), *Shen Que* (KG 8), *Gan Shu* (Bl 18) und *Yu Ji* (Lu 10).

(5) **Abnehmendes Qi:** Nadle oder moxe *Jian Shi* (Pe 5), *Shen Men* (He 7), *Da Ling* (Pe 7), *Shao Chong* (He 9), *Zu San Li* (Ma 36), *Xia Lian* (Di 8), *Xing Jian* (Le 2), *Ran Gu* (Ni 2).

(6) **Aufsteigendes Qi:** Moxe *Tai Chong* (Le 3).

(7) **Qi-Mangel, d. h. Gähnen:** Nadle *Tong Li* (He 5) und *Nei Ting* (Ma 44).

(8) **Verknotetes Qi; Nahrung wird nicht verteilt:** *Tai Chang* (Oberster Getreidespeicher) ist ein anderer Name für *Zhong Wan* (KG 12).

(9) **Schmerz durch kühles Qi unterhalb des Nabels:** Moxe 100 Kegel an *Guan Yuan* (KG 4).

(10) **Chaotisches Herz-Qi:** Wähle *Shen Men* (He 7) und *Da Ling* (Pe 7).

(11) **Chaotisches Lungen-Qi:** Nehme *Yu Ji* (Di 10) und *Tai Xi* (Ni 3).

(12) **Chaotisches Magen/Darm-Qi:** Wähle *Tai Bai* (Mi 3), *Xian Gu* (Ma 43) und *Zu San Li* (Ma 36).

(13) **Chaotisches Kopf-Qi:** Wähle *Tian Zhu* (Bl 10), *Da Shu* (Bl 11), *Tong Gu* (Bl 66) und *Shu Gu* (Bl 65).

(14) **Chaotisches Arm- oder Bein-Qi:** Nehme *Er Jian* (Di 2), *San Jian* (Di 3), *Nei Ting* (Ma 44), *Xian Gu* (Ma 43), *Ye Men* (3E 2), *Zhong Zhu* (3E 3), *Xia Xi* (Gb 43), *Zu Ling Qi* (Gb 41).

3) SHEN (Geist)

(1) **Essenz-Geist geschwunden:** Moxe *Guan Yuan* (KG 4) und *Gao Huang Shu* (Bl 43).

(2) **Angstneigung; mißtrauisches Herz:** Nadle oder moxe *Ran Gu* (Ni 2), *Nei Guan* (Pe 6), *Yin Ling Quan* (Mi 9), *Xia Xi* (Gb 43) und *Xing* Jian (Le 2).

(3) **Herzangst; heftiges Schlagen:** Nadle *Da Ling* (Pe 7) und *Zu San Li* (Ma 36).

> Kommentar: *Xin Xia Dan Dan* ist eine andere chinesische Art, diesen Zustand zu beschreiben – Wiseman übersetzt dies als eine rollende Sensation unterhalb des Herzens. Siehe *Glossary of Chinese Medical Terms and Acupuncture Points*, Seite 314.

(4) **Gedächtnisschwäche:** Nadle oder moxe *Lie Que* (Lu 7), *Xin Shu* (Bl 15), *Shen Men* (He 7), *Zhong Wan* (KG 12), *Zu San Li* (Ma 36), *Shao Hai* (He 3) und *Bai Hui* (LG 20).

(5) **Willensschwäche; Trägheit und Dummheit:** Moxe *Shen Men* (He 7), *Zhong Chong* (Pe 9), *Gui Yuen* (Extrapunkt auf dem Handrücken; einer der 18 Geisterpunkte; die exakte Lokalisation ist unbekannt); *Jiu Wei* (KG 15), *Bai Hui* (LG 20), *Hou Xi* (Dü 3), *Da Zhong* (Ni 4).

(6) **Hysterischer Wahn und Gelächter:** Nadle *Shen Men* (He 7), *Nei Guan* (Pe 6), *Jui Wei* (KG 15) und *Feng Long* (Ma 40).

(7) **Epilepsie:** Wenn der Anfall nachts auftritt, behandle den *Yang Qiao Mai*-Punkt *Shen Mai* (Bl 62); wenn er sich bei Tag entwickelt, benutze den *Yin Qiao Mai*-Punkt *Zhao Mai* (Ni 6). Moxe jeweils 14 Kegel. Moxe anschließend *Bai Hui* (LG 20) und *Feng Chi* (Gb 20).

(8) **Manie:** Wähle *Jiu Wei* (KG 15), *Hou Xi* (Dü 3), *Yong Quan* (Ni 1), *Xin Shu* (Bl 15), *Yang Jiao* (Gb 33), *Zu San Li* (Ma 36), *Tai Chong* (Le 3), *Jian Shi* (Pe 5) und *Shang Wan* (KG 13).

(9) **Heftige Manie:** Wähle *Feng Long* (Ma 40), *Ju Que* (KG 14), *Wen Liu* (Di 7), *Tong Gu* (Bl 66), *Zhu Bin* (Ni 9), *Hou Xi* (Dü 3), *Yin Gu*

(Ni 10). Moxe zusätzlich 30 Kegel auf *Jian Shi* (Pe 5) oder 100 Kegel auf *Tian Shu* (Ma 25).

4) XUE (Blut)

(1) **Nasenbluten, Bluterbrechen, jeglicher Blutverlust aus dem unteren Teil des Körpers:** Nadle *Yin Bai* (Mi 1), *Da Ling* (Pe 7), *Shen Men* (He 7) und *Tai Xi* (Ni 3).

(2) **Unstillbares Nasenbluten:** Moxe *Xin Men* (entspricht *Xin Hui* [KG 22]), *Shang Xing* (LG 23), *Da Zhui* (LG 14) oder benutze eine Dreikantnadel um *Qi Chong* (Ma 30) zu bluten und nadle danach *He Gu* (Di 4), *Nei Ting* (Ma 44), *Zu San Li* (Ma 36) und *Zhao Hai* (Ni 6).

(3) **Bluterbrechen:** Nadle *Feng Fu* (LG 16), *Da Zhui* (LG 14), *Shan Zhong* (KG 17), *Shang Wan* (KG 13), *Zhong Wan* (KG 12), *Qi Hai* (KG 6), *Guan Yuan* (KG 4), *Zu San Li* (Ma 36) oder moxe *Da Ling* (Pe 7).

(4) **Erbrechen:** Nadle *Shang Wan* (KG 13), *Da Ling* (Pe 7), *Xi Men* (Pe 4), *Shen Men* (He 4), *Shen Men* (He 7) und *Yu Ji* (Lu 10).

> Kommentar: Obwohl es hier wortgetreu „Erbrechen“ heißt, nehmen wir an, daß Hämoptyse oder Bluthusten gemeint ist wegen des Einsatzes von *Yu Ji* (Lu 10), dem Feuerpunkt der Lungenleitbahn, der bei Hämoptyse indiziert ist.

(5) **Blut im Stuhl:** (Wenn die) *Guan*-Puls(-Position) hohl ist, wird mit dem Stuhl profuses Blut ausgeschieden. Moxe (in diesem Fall) *Ge Shu* (Bl 17).

(6) **Bluthusten:** Nadle *Lie Que* (Lu 7), *Zu San Li* (Ma 36), *Bai Lao* (Extrapunkt), *Fei Shu* (Bl 13), *Ru Gen* (Ma 18) und *Feng Men* (Bl 12).

(7) **Bluterbrechen durch Leere- und Belastungssyndrom:** Moxe *Zhong Wan* (KG 12), *Fei Shu* (Bl 13) und *Zu San Li* (Ma 36).

(8) **Unstillbares Bluten aus Mund und/oder Nase:** Moxe 50 Kegel auf *Shang Xing* (LG 23).

(9) **Unstillbares Bluten aus dem unteren Teil des Körpers:** Moxe sieben Kegel auf dem Wirbelfortsatz genau gegenüber dem Nabel (des 14. Wirbels).

Kommentar: Dieser Punkt liegt etwas über *Ming Men* (LG 4), genau über der Spitze des Wirbelfortsatzes.

5) MENG (Träume)

(1) **Schreck-Palpitationen, Schlaflosigkeit:** Nadle *Yin Jiao* (KG 7).

(2) **Aufregung; unfähig sich hinzulegen:** Nadle *Yin Xi* (He 6).

(3) **Schweregefühl; Schläfrigkeit; zu viel Schlaf:** Moxe einen Kegel auf der Dorsalseite des proximalsten Ringfingergelenkes. Lokalisiere den Punkt bei gebeugten Fingern.

(4) **Erschreckt; unfähig sich schlafenzulegen:** Nadle oder moxe *Qiao Yin* (Gb 11).

Kommentar: Der chinesische Ausdruck, der hier für „erschreckt" verwendet wird, ist wortgetreu *dan han* oder „kalte Gallenblase", was die Gallenblase zu Furchtsamkeit/Mut in Beziehung setzt und die Auswahl des behandelten Punktes erklärt.

(5) **Zu viele Träume; Schreckhaftigkeit:** Nadle *Shen Men* (He 7), *Xin Shu* (Bl 15) und *Nei Ting* (Ma 44).

6) SHENG YIN (Stimme)

(1) **Plötzliche Stummheit mit Asthma:** Wähle (Hals) *Fu-tu* (Di 18) und *Lian Quan* (KG 23).

(2) **Plötzliche Unfähigkeit einen Ton hervorzubringen:** Nadle *Tian Tu* (KG 22).

(3) **Gegenläufiges Qi: Kehlkopf nicht fähig zu sprechen:** Nadle *Zhao Hai* (Ni 6).

Kommentar: Gegenläufiges Qi beinhaltet in diesem Zusammenhang einen Bewußtseinsverlust.

(4) **Halsobstruktion führt zu Stummheit:** Nadle *Feng Long* (Ma 40).

(5) **Plötzliche Stummheit:** Nadle *He Gu* (Di 4), *Yang Jiao* (Gb 35), *Tong Gu* (Ni 20), *Tian Ding* (Di 17) *Qi Men* (Le 14), *Zhi Gou* (3E 6) und *Yong Quan* (Ni 1).

Kommentar: Es gibt zwei Punkte, die *Tong Gu* heißen, Ni 20 und Bl 66. Ni 20 ist spezifisch für Stummheit.

7) YAN YU (Sprache)

(1) **Plötzlicher (unerwarteter) Stimmverlust:** Wähle *Shen Men* (He 7), *Yong Quan* (Ni 1).

(2) **Stumm, kann nicht sprechen:** Nadle *He Gu* (Di 4), *Yong Quan* (Ni 1), *Yang Jiao* (Gb 35), *Tong Gu* (Ni 20), *Tian Ding* (Di 17), *Da Zhui* (LG 14), *Zhi Gou* (3E 6).

(3) **Steife Zunge; Schwierigkeiten zu sprechen:** Nadle *Tong Li* (He 5).

(4) **Schlaffe Zunge; Unfähigkeit zu sprechen:** Nadle *Ya Men* (LG 15).

(5) **Sublinguale Schwellung; Unfähigkeit zu sprechen:** Nadle *Lian Quan* (KG 23).

8) JIN YE (Körperflüssigkeiten)

(1) **Zu starkes Schwitzen:** Sediere zuerst *He Gu* (Di 4), dann tonisiere *Fu Liu* (Ni 7).

(2) **Zu schwaches Schwitzen:** Tonisiere zuerst *He Gu* (Di 4), danach sediere *Fu Liu* (Ni 7).

(3) **Räuberischer (Nacht-)Schweiß:** Nadle *Yin Xi* (He 6), *Wu Li* (Di 13), *Jian Shi* (Pe 5), *Zhong Ji* (KG 3), *Qi Hai* (KG 6).

(4) **Anhaltender räuberischer (Nacht-)Schweiß:** Sediere *Yin Xi* (He 6).

(5) **Räuberischer (Nacht-)Schweiß durch Leere und Schaden:** Nadle *Bai Lao* (Ex-HN 15, 2 *cun* kranial und ein *cun* lateral von *Da Zhui* [LG 14]) und *Fei Shu* (Bl 13).

Kommentar: Wiseman benutzt *detriment* „Schaden" als Übersetzung des Begriffs *sun* (siehe Seite 260 im Glossary of Chinese Medical Terms and Acupuncture Points, Wiseman, Boss, Brookline, 1990). Dies ist eine ungeschickte Übersetzung, aber sie ist fachlich korrekt und greift nicht in die Übersetzung anderer chinesischer Termini ein.

(6) **Kälte-Schädigung; der Schweiß kann nicht austreten:** Nadle *He Gu* (Di 4) und *Fu Liu* (Ni 7) mit sedierender Technik.

9) TAN YIN (Schleim-Flüssigkeit)

(1) **Schleim-Flüssigkeit:** Für alle gewöhnlichen Arten festsitzenden Schleims wähle *Feng Long* (Ma 40) und *Zhong Wan* (KG 12).

(2) **Schleim-Flüssigkeit im Brustkorb mit Erbrechen durch Inversion; kann nicht essen:** Nadle *Ju Que* (KG 14) und *Zu San Li* (Ma 36).

(3) **Überfließender Schleim:** Moxe *Zhong Wan* (KG 12).

(4) **Lange Zeit bestehende Schleim-Flüssigkeit mit Unfähigkeit zur Erholung:** Moxa auf *Gao Huang Shu* (Bl 43) wird eine wunderbare Heilung bewirken.

(5) **Die Drei Erwärmer sind durch Wasser blockiert, das Qi greift an, Unfähigkeit zu essen:** Wähle *Wei Dao* (Gb 28), *Wei Shu* (Bl 21) und *Shen Shu* (Bl 23).

Kommentar: Die Drei Erwärmer werden durch Wasser aufgehalten. Das Qi akkumuliert dann und rebelliert nach oben. Der Magen kann keine Nahrung aufnehmen. Der Zustand kann mit Ödemen, Aszites und Erbrechen einhergehen. Bezüglich einer Diskussion dieses Szenarios siehe *Classical Moxibustion in Clinical Practice* von Sung Baek, S. 41-42, Blue Poppy Press, 1990.

10) BAO GONG (Uterus)

(1) **Menstruation (wörtlich: Mondfluß) nicht eingestellt, d. h. unregelmäßige Menstruation:** (Wähle) *Zhong Ji* (KG 3), *San Yin Jiao* (Mi 6), *Shen Shu* (Bl 23) und *Qi Hai* (KG 6).

Kommentar: Unregelmäßige Menstruation wird auch als *yue jing qian hou wu ding qi* bezeichnet, was bedeutet: Menstruation voraus, hinterher oder zu keiner festen Zeit.

(2) **Menstruation abgeschnitten und aufgebraucht:** Nadle *Zhong Ji* (KG 3), *San Yin Jiao* (Mi 6), *Shen Shu* (Bl 23), *Qi Hai* (KG 6).

Kommentar: Der hier verwendete Begriff, *jing duan* , meint Menopause. Die Bedeutung hier ist vorzeitige Menopause.

(3) **Unstillbare uterine Blutung:** *Xue Hai* (Mi 10), *Yin Gu* (Ni 10), *San Yin Jiao* (Mi 6), *Xing Jian* (Le 2), *Tai Chong* (Le 3), *Zhong Ji* (KG 3), nadle und moxe diese.

Kommentar: Der Begriff *beng lou* bedeutet wörtlich Flut und Auslaufen.

(4) **Roter (und) weißer abnormaler vaginaler Ausfluß:** Nadle und moxe *Zhong Ji* (KG 3), *Shen Shu* (Bl 23), *Qi Hai* (KG 6), *San Yin Jiao* (Mi 6), *Zhang Men* (Le 13), *Xing Jian* (Le 2).

(5) **Roter abnormaler vaginaler Ausfluß:** Nadle *Zhong Ji* (KG 3), *Qi Hai* (KG 6), *Wei Zhong* (Bl 40).

(6) **Roter und weißer abnormaler vaginaler Ausfluß:** Moxe *Dai Mai Xue* (Gb 26).

(7) **Vier Blumen der Familie Cui:** Die vier Blumenpunkte sind *Ge Shu* (Bl 17) und *Dan Shu* (Bl 19) und behandeln Leukorrhoe wie Magie.

Kommentar: Dies ist eine empirische Behandlung des Familienstamms der Cui für *dai xia* (vaginaler Ausfluß).

(8) **Länger bestehende Unterbrechung der Menstruation: plötzliche große Flut abwärts:** Wähle *Feng Long* (Ma 40), *Shi Men* (KG 5),*Qi Hai* (KG 6), *Tian Shu* (Ma 25), *Zhong Wan* (KG 12).

Kommentar: Dies bezieht sich auf eine schwere Menorrhagie einige Zeit nach der Menopause, die mit profusem vaginalen Ausfluß vermischt ist. Es ist ein gefährlicher Zustand, der potentiell mit Zervix- oder Uteruskarzinom assoziiert ist.

(9) **Weißer vaginaler Ausfluß:** Nadle und moxe *Qu Gu* (KG 2), *Zhi Yin* (Bl 62), *Zhong Ji* (KG 3).

11) CHONG (Parasiten)

(1) **Erschöpfung (durch Parasiten ausgelöst) (biliäre Askariasis):** Moxe *Gao Huang Shu* (Bl 43), *Gui Yan* (Geisteraugen, ein weiterer Name für Mi 1 mit Lu 11, siehe Seite 95, #2), *Si Hua Xue* (Bl 17 mit Bl 19).

12) XIAO BIAN (Miktion)

(1) **Urinretention:** Nadle *Zhao Hai* (Ni 6), *Da Dun* (Le 1), *Wei Yang* (Bl 39), *Da Zhong* (Ni 4), *Xing Jian* (Le 2), *Wei Zhong* (Bl 40), *Yin Ling Quan* (Mi 9), *Shi Men* (KG 5).

(2) **Tröpfelnder und behinderter Harnfluß:** Nadle *Guan Yuan* (KG 4), *San Yin Jiao* (Mi 6), *Yin Gu* (Ni 10), *Yin Ling Quan* (Mi 9), *Qi Hai* (KG 6), *Tai Xi* (Ni 3).

(3) **Stein-*lin*:** Nadle *Guan Yuan* (KG 4), *Qi Hai* (KG 6), *Da Dun* (Le 1).

(4) **Qi-*lin*:** (ebenso wie bei #3 ohne *Da Dun* [Le 1]).

(5) **Blut-*lin*:** Nadle *Yin Ling Quan* (Mi 9), *Guan Yuan* (KG 4), *Qi Chong* (Ma 30).

> Kommentar: *Lin* ist eine Krankheitskategorie, bei der Tröpfeln, Verzögerung und Schwierigkeiten bei der Miktion bestehen. Wiseman übersetzt dies als Strangurie.

(6) **Häufige schlüpfrige Miktion:** Moxe *Zhong Ji* (KG 3), nadle *Shen Shu* (Bl 23) *Yin Ling Quan* (Mi 9), *Qi Hai* (KG 6), *Yin Gu* (Ni 10), *San Yin Jiao* (Mi 6).

(7) **Ungehemmte Enuresis:** Nadle und moxe *Yin Ling Quan* (Mi 9), *Yang Ling Quan* (Gb 34), *Da Dun* (Le 1), *Qu Gu* (KG 2).

(8) **Schmerz im Penis:** Moxe *Xing Jian* (Le 2), nadle *Zhong Ji* (KG 3), *Tai Xi* (Ni 3), *San Yin Jiao* (Mi 6), *Fu Liu* (Ni 7).

(9) **Weißer trüber (Urin):** Moxe *Shen Shu* (Bl 23), nadle *Zhang Men* (Le 13), *Qu Quan* (Le 8), *Guan Yuan* (KG 4), *San Yin Jiao* (Mi 6).

Kommentar: *Bai Zhuo* ist eine Krankheitskategorie in der Chinesischen Medizin. Schlagen Sie für eine vollständige Diskussion in Bob Flaws' *Fire in the Valley: Vaginitis, Cervicitis and Leukorrhea and Traditional Medicine,* Blue Poppy Press, Juni 1991, nach. Hier wird eine trübe Absonderung bei der Miktion grundlegend beschrieben.

(10) **Schmerz in der Harnröhre (bei Frauen):** Nadle und moxe *Yin Ling Quan* (Mi 9).

(11) **Eine Schwangere kann wegen des Drucks durch den Feten nicht Wasser lassen:** Nadle und moxe *Qu Gu* (KG 2) und *Guan Yuan* (KG 4).

(12) **Blockade und Zurückschlagen, Gegenfluß-Würgen; die Miktion fließt nicht frei:** Moxe zuerst *Qi Hai* (KG 6) und *Tian Shu* (Ma 25), jeweils 21 Kegel.

Kommentar: Diese sehr unverständliche Terminologie ist exakt so wie es im Chinesischen ausgedrückt wurde. Die Bedeutung ist: explosives Erbrechen.

13) DA BIAN (Stuhlgang)

(1) **Weiche Stühle mit Durst:** Moxe *Da Zhui* (LG 14), 3 bis 5 Kegel.

(2) **Lang anhaltende Diarrhö ohne Erholung:** Moxe *Bai Hui* (LG 20), 5 bis 7 Kegel.

(3) **Lange bestehende Diarrhö:** Moxe *Qi Hai* (KG 6) und *Tian Shu* (Ma 25).

(4) **Unaufhörliche Diarrhö:** Moxe 10 Kegel auf *Shen Que* (KG 8). Moxe *Guan Yuan* ((KG 4), 30 Kegel.

(5) **Ungeformte (halbflüssige) Stühle:** Moxe das Nabelzentrum und *San Yin Jiao* (Mi 6). Benutze dies (Rezept) häufig (und die Stühle) werden sich normalisieren.

(6) **Festmahl-Diarrhö:** Moxe *Yin Ling Quan* (Mi 9), *Ju Xu* (Ma 37), *Shang Lian* (Di 9), *Tai Chong* (Le 3).

> Kommentar: Die Bedeutung hiervon ist: Diarrhö durch übermäßigen Genuß fetter, süßer, reichhaltiger Nahrung, Alkohol und anderer Sachen, die man bei einem Fest zu sich nehmen könnte.

(7) **Wässrige Diarrhö, kalte Extremitäten, erschöpfter Puls, schmerzhafter Bauch, ungenügend Qi:** Moxe *Qi Hai* (KG 6), 100 Kegel.

(8) **Dysenterie mit Blut und Eiter, Magenschmerzen:** Verwende Moxa im unteren *dan tian*-Bereich, *Fu Liu* (Ni 7), *Xiao Chang Shu* (Bl 28), *Tian Shu* (Ma 25) und *Fu Ai* (Mi 16).

(9) **Kälteempfindliche Dysenterie:** Moxe *Guan Yuan* (KG 4), 50 Kegel.

(10) **Abdominaler Drang und rektales Schweregefühl; Tenesmus:** Nadle *He Gu* (Di 4) und *Wai Guan* (3E 5).

(11) **Unablässige Dysenterie:** Nadle oder moxe *He Gu* (Di 4), *Zu San Li* (Ma 36), *Yin Ling Quan* (Mi 9), *Zhong Wan* (KG 12), *Guan Yuan* (KG 4), *Tian Shu* (Ma 25), *Shen Que* (KG 8) und *Zhong Ji* (KG 3).

(12) **Jede Art von Dysenterie:** Moxe *Da Du* (Mi 2), 5 Kegel, und *Shang Qiu* (Mi 5), *Yin Ling Quan* (Mi 9) je 3 Kegel.

(13) **Stuhlverstopfung:** Nadle *Zhao Hai* (Ni 6), *Zhi Gou* (3E 6) und *Tai Bai* (Mi 3).

(14) **Stühle fließen nicht frei:** Nadle *Er Jian* (Di 2), *Cheng Shan* (Bl 57), *Tai Bai* (Mi 3), *Da Zhong* (Ni 4), *Zu San Li* (Ma 36), *Yong Quan* (Ni 1), *Kun Lun* (Bl 60), *Zhao Hai* (Ni 6), *Zhang Men* (Le 13) und *Qi Hai* (KG 6).

(15) **Urin und Stühle fließen bei Frauen post partum nicht frei:** Nadle *Qi Hai* (KG 6), *Zu San Li* (Ma 36), *Guan Yuan* (KG 4), *San Yin Jiao* (Mi 6) und *Yin Gu* (Ni 10).

KAPITEL 2

Äußere Zustände

1) TOU (Kopf)

(1) **Schwindel/Vertigo:** Nadle oder moxe *Shen Ting* (LG 24), *Shang Xing* (LG 23), *Xin Hui* (LG 22), *Qian Ding* (LG 21), *Hou Ding* (LG 19), *Nao Kong* (Gb 19), *Feng Chi* (Gb 20), *Yang Gu* (Dü 5), *Da Du* (Mi 2), *Zhi Yin* (Bl 67), *Jin Men* (Bl 63), *Shen Mai* (Bl 62), *Zu San Li* (Ma 36). Wähle entsprechend unter obigen Punkten aus.

(2) **Schwindligsein und Vertigo mit Angst vor Kälte:** Die Person muß sogar im Frühling und Sommer einen wattierten Baumwollhut tragen. Wenn er weggenommen wird, werden die Symptome wiederkehren. Nadle oder moxe in diesem Fall *Bai Hui* (LG 20), *Shang Xing* (LG 23), *Feng Chi* (Gb 20) und *Feng Long* (Ma 40).

(3) **Migräne-Kopfschmerzen:** Nadle *Si Zhu Kong* (3E 23), *Feng Chi* (Gb 20), *He Gu* (Di 4), *Zhong Wan* (KG 12), *Jie Xi* (Ma 41) und *Zu San Li* (Ma 36).

(4) **Gewöhnlicher Kopfschmerz:** Nadle *Shang Xing* (LG 23), *Shen Ting* (LG 24), *Tai Yang* (Extrapunkt) und *Bai Hui* (LG 20).

Kommentar: Ein gewöhnlicher Kopfschmerz schließt bilateralen oder wechselseitigen Kopfschmerz ein.

(5) **Nieren-Inversionskopfschmerz:** Moxe 100 Kegel auf *Guan Yuan* (KG 4).

Kommentar: Klares Yang steigt nicht nach oben, was zu Leere-Kopfschmerz führt.

(6) **Gegenläufiger Inversionskopfschmerz und Zahnschmerz:** Moxe 10 Kegel auf *Qu Bin* (Gb 7).

(7) **Schleim-Inversionskopfschmerz:** Nadle *Feng Long* (Ma 40).

(8) **Kopf-Wind-Kopfschmerz:** Nadle *Bai Hui* (LG 20). Moxe *Xin Hui* (LG 22), *Qian Ding* (LG 21), *Shang Xing* (LG 23) und *Bai Hui* (LG 20).

(9) **Kopf-Wind:** Nadle und moxe *Shang Xing (LG 23), Qian Ding* (LG 21), *Bai Hui* (LG 20), *Yang Gu* (Dü 5), *Guan Chong* (3E 1), *Kun Lun* (Bl 60), wobei ausgewählt wird, was gebraucht wird.

(10) **Kopfschmerz (im) Nacken (mit) Opisthotonus:** Sediere zuerst und dann tonisiere *Cheng Jiang* (KG 24), danach nadle *Feng Fu* (LG 16).

(11) **Kopf-Wind mit rotem Gesicht und Augen:** Nadle *Tong Li* (He 5) und *Jie Xi* (Ma 41).

(12) **Kopf-Wind mit Schwindel:** Nadle *He Gu* (Di 4), *Feng Long* (Ma 40), *Jie Xi* (Ma 41) und *Feng Chi* (Gb 20).

(13) **Kopf und Nacken unnachgiebig gestreckt (kann den Nakken nicht drehen oder beugen):** Nadle und moxe *Feng Fu* (LG 16).

(14) **Ganzer Kopf und Nacken schmerzhaft:** Nadle *Bai Hui* (LG 20), *Hou Ding* (LG 19) und *He Gu* (Di 4).

(15) **Schmerz am superziliären Wulst:** Nadle *Zhan Zhu* (Bl 2), *He Gu* (Di 4), *Shen Ting* (LG 24), *Tou Wei* (Ma 8), *Jie Xi* (Ma 41).

(16) **Hirn-Schmerz, Hirn-Frösteln, Hirn-Schwindel:** Nadle *Xin Hui* (LG 22).

(17) **Einseitiger Kopfschmerz wird bilateral:** Wähle die *ah-shi*-Punkte und nadle sie, der Patient wird sich gleich erholen.

(18) **Kopfschmerz nach Intoxikation:** Wähle den Extrapunkt *Yin Tang, Zhan Zhu* (Bl 2), *Zu San Li* (Ma 36), *Feng Men* (Bl 12) und *Shan Zhong* (KG 17) und nadle sie.

2) NIAN (Gesicht)

(1) **Geschwollenes Gesicht:** Moxe *Shui Fen* (KG 9).

(2) **Gesicht juckend (und) geschwollen:** Nadle *Ying Xiang* (Di 20) und *He Gu* (Di 4).

(3) **Geschwollene Wangen:** Nadle *Jia Che* (Ma 6) und *He Gu* (Di 4).

(4) **Gesicht (und) Augen zu geschwollen, um sich zu bewegen:** Punktiere das kleine Blutgefäß in der Vertiefung innerhalb des Ellbogens, hauptsächlich um es zu bluten.

3) MU (Auge)

(1) **Schmerz im Augapfel:** Nadle *Feng Fu* (LG 16), *Feng Chi* (Gb 20), *Tong Li* (He 5), *He Gu* (Di 4), *Shen Mai* (Bl 62), *Zhao Hai* (Ni 6), *Da Dun* (Le 1) und *Qiao Yin* (Gb 11).

(2) **Rotes und geschwollenes Auge, leichter Hornhautfleck, Photophobie und unscharfes Sehen mit Trockenheit:** Nadle *Shang Xing* (LG 23), *Bai Hui* (LG 20), *Zan Zhu* (Bl 2), *Si Zhi Kong* (3E 23), *Jing Ming* (Bl 1), *Tong Zi Liao* (Gb 1), *Tai Yang* (Extrapunkt), *He Gu* (Di 4). Blute *Nei Ying Xiang* (Extrapunkt etwas medial von *Ying Xiang* [Di 20], aber noch lateral der Nasenlöcher).

(3) **Plötzliche Rötung, Schwellung und Schmerzen des Auges:** Nadle *Jing Ming* (Bl 1), *He Gu* (Di 4); blute *Tai Yang* (Extrapunkt); nadle *Shang Xing* (LG 23), *Guang Ming* (Gb 37) und *Di Wu Hui* (Gb 42).

Kommentar: Ein chinesischer Übersetzer legt nahe, daß dies eine Beschreibung der westlichen Erkrankung „Konjunktivitis" ist.

(4) **Alle Arten von Hornhautflecken:** Blute *Jing Ming* (Bl 1), *Si Bai* (Ma 2), *Tai Yang* (Extrapunkt), *Bai Hui* (LG 20), *Shang Yang* (Di 1), *Li Dui* (Ma 45) und *Guang Ming* (Gb 37); moxe *He Gu* (Di 4), *Zu San Li* (Ma 36), *Ming Men* (LG 4), *Guang Ming* (Gb 37) und *Gan Shu* (Bl 18).

(5) **Dreieckiges muköses Fleisch steigt in den Augapfel auf:** Blute *Jing Ming* (Bl 1), *Feng Chi* (Gb 20), *Qi Men* (Le 14) und *Tai Yang* (Extrapunkt).

Kommentar: Dies ist eine Beschreibung eines Pterygiums.

(6) **Verfaulte Bogensehne-Wind:** Moxe 7 Kegel auf *Gu Kong* (ein anderer Name für *San Yang Luo* [3E 8]). Lösche das Moxakraut und blute danach den Orbitarand entlang des Knochens an mehreren Stellen.

Kommentar: Dies bezieht sich auf erodierte, pockennarbige Augenlider, die den Anschein haben, holprig, uneben oder zerkaut zu sein. Es ist gewöhnlich bei Leuten zu sehen, die lange Zeit arm und obdachlos waren, mit einer unregelmäßigen oder unangemessenen Ernährung.

(7) **Mit dem Gesicht einem kalten Wind ausgesetzt sein verursacht Tränen:** Nadle *Zu Ling Qi* (Gb 41) und *He Gu* (Di 4) und moxe *Gu Kong* (3E 8) mit 7 Kegeln an jeder Seite, blase das Feuer mit dem Mund aus.

(8) **Klaräugige Blindheit:** Moxe *Ju Liao* (Ma 3); nadle *Ming Men* (LG 4) und *Shang Yang* (Di 1).

Kommentar: Dieser Zustand entspricht dem Glaukom in der westlichen Medizin.

(9) **Trübe Augen:** Moxe *Zu San Li* (Ma 36); nadle *Cheng Qi* (Ma 1), *Gan Shu* (Bl 18) und *Tong Zi Liao* (Gb 1).

(10) **Nachtblindheit:** Nadle oder blute *Shen Ting* (LG 24), *Shang Xing* (LG 23), *Qian Ding* (LG 21), *Bai Hui* (LG 20), *Jing Ming* (Bl 1), anschließend moxe vielleicht *Gan Shu* (Bl 18) und *Zhao Hai* (Ni 6).

(11) **Plötzliche Blindheit; kann keine Gegenstände sehen:** Blute *Zan Zhu* (Bl 2), *Tai Yang* (Extrapunkt), *Shang Xing* (LG 23) und *Nei Ying Xiang* (Extrapunkt).

(12) **Geschwollene und schmerzhafte Pupille; der Augapfel tritt fast heraus:** Blute *Ba Guan* (Extrapunkt, ein anderer Name für *Ba Xie*) zwischen den Fingern.

(13) **Das Auge rollt nach oben und zurück:** Moxe jeden Wirbel von C2 bis C5 mit je 7 Kegeln. Zünde sie gleichzeitig an.

(14) **Das Auge juckt und schmerzt:** Nadle *Guang Ming* (Gb 37) und *Di Wu Hui* (Gb 42).

(15) **Die Augenwimpern fallen (aus):** Nadle *Si Zhu Kong* (3E 23).

(16) **Katarakt:** Moxe *Zu Lin Qi* (Gb 41) und *Gan Shu* (Bl 18), jeweils 7 Kegel.

(17) **Katarakte mit roter Hornhauttrübung:** Nadle *Tai Yuan* (Lu 9), *Xia Xi* (Gb 43), *Zan Zhu* (Bl 2) und *Feng Chi* (Gb 20).

(18) **Roter Hornhautfleck:** Nadle *Zan Zhu* (Bl 2), *Hou Xi* (Dü 3) und *Ye Men* (3E 2).

(19) **Beide Augen plötzlich schmerzhaft:** Nadle *San Jian* (Di 3).

(20) **Oberhalb und unterhalb der Orbita schwarz:** Nadle *Chi Ze* (Lu 5) bis zu einer Tiefe von 3 *fen.*

Kommentar: Hier sind dunkle Ringe um die Augen gemeint.

4) ER (Ohr)

(1) **Tinnitus:** Nadle oder moxe *Bai Hui* (LG 20), *Ting Gong* (Dü 19), *Er Men* (3E 21), *Shang Guan* (Gb 3), *Ye Men* (3E 2), *Zhong Zhu* (3E 3), *Yang Gu* (Dü 5), *Shang Yang* (Di 1), *Shen Shu* (Bl 23), *Qian Gu* (Dü 2), *Wan Gu* (Dü 4), *(Tou) Lin Qi* (Gb 15), *Yang Xi* (Di 5), *Pian Li* (Di 6), *He Gu* (Di 4), *Da Ling* (Pe 7), *Tai Xi* (Ni 3) und *Jin Men* (Bl 63).

Kommentar: Diese Gruppe von Punkten ist offensichtlich nicht als eine einzige Punktkombination gemeint, sondern als eine Liste, aus der ausgewählt werden soll, abhängig davon, welche Leitbahnen am meisten betroffen erscheinen, oder Punkte zum Variieren, wenn häufige Behandlungen durchgeführt werden.

(2) **Taubheit:** Nadle *Zhong Zhu* (3E 3), *Wai Guan* (3E 5), *He Liao* (Di 19), *Ting Hui* (Gb 2), *Ting Gong* (Dü 19), *He Gu* (Di 4), *Shang Yang* (Di 4) und *Zhong Chong* (Pe 9).

(3) **Eiter und Wasser fließen aus dem Ohr:** Nadle *Er Men* (3E 21), *Yi Feng* (3E 17) und *He Gu* (Di 4).

(4) **Plötzliche Taubheit:** Nadle *Tian You* (3E 16) und *Si Du* (3E 9).

(5) **Schwerhörig:** Nadle *Er Men* (3E 21), *Feng Chi* (GB 20), *Tai Xi* (Ni 3), *Yi Feng* (3E 17), *Ting Hui* (Gb 2) und *Ting Gong* (Dü 19).

(6) **Plötzliche Taubheit-Moxamethode:** Benutze ein Stück *Cang Zhu* (Rhizoma Atractylodis), etwa 7 *fen* (3/4 Zoll) lang. Ein Ende sollte flach sein und eines zugeschnitzt, um in die Ohröffnung

gerichtet zu sein wie ein Kegel. Moxe 7 Kegel an der flachen Seite. Wenn während des Schlafes das Ohrinnere sehr heiß wird, wird sich eine rasche Wirkung zeigen.

5) BI (Nase)

(1) **Laufende Nase, klarer oder möglicherweise trüber Schleim:** Moxe 27 Kegel auf *Shang Xing* (LG 23), nadle auch *Ren Zhong* (LG 26), *Feng Fu* (LG 16). (Wenn) dies nicht wirksam ist, nadle *Bai Hui* (LG 20), *Feng Chi* (Gb 20), *Feng Men* (Bl 12) und *Da Zhui* (LG 14).

(2) **Nase verstopft (und) unfähig, wohlriechende von fauligen Gerüchen zu unterscheiden:** Nadle *Ying Xiang* (Di 20), *Shang Xing* (LG 23), *He Gu* (Di 4). (Wenn dies) nicht wirksam (ist), moxe *Ren Zhong* (LG 26), *Bai Lao* (EX-HN-15, 2 *cun* oberhalb und 1 *cun* lateral von *Da Zhui* [LG 14] gelegen), *Feng Fu* (LG 16) und *Qian Gu* (Dü 2).

(1) **Laufende Nase (mit einem) widerwärtigen Geruch:** Nadle (oder) moxe *Shang Xing* (LG 23), *Qu Chai* (Bl 4), *He Gu* (Di 4), *Ying Xiang* (Di 20) und *Ren Zhong* (LG 26).

(2) **Sehr stark laufende Nase:** Moxe *Xin Hui* (LG 22), *Qian Ding* (LG 21) und *Ying Xiang* (Di 20).

(3) **Nasenpolypen:** Nadle *Feng Chi* (Gb 20), *Feng Fu* (LG 16), *He Liao* (3E 22), *Ying Xiang* (Di 20) und *Ren Zhong* (LG 26).

(4) **Prolongierter unbeherrschbarer Schleimfluß:** Moxe *Bai Hui* (LG 20).

6) KOU (Mund)

(1) **Mundabszesse/-geschwüre:** Wähle aus *Cheng Jiang* (KG 24), *He Gu* (Di 4), *Ren Zhong* (LG 26), *Chang Jiang* (LG 1); blute außerdem *Jin Jin* , *Yu Ye* (Extrapunkt); sediere auch *Wei Zhong* (Bl 40); moxe jeweils 7 Kegel an *Hou Xi* (Dü 3), *Dan Shu* (Bl 19) und *Xiao Chang Shu* (Bl 27); benutze möglicherweise (auch) *Tai Chong* (Le 3) und *Lao Gong* (Pe 8).

(2) **Mundtrockenheit:** Nadle *Chi Ze* (Lu 5), *Qu Ze* (Pe 3), *Da Ling* (Pe 7), *San Jian* (Di 3), *Shao Shang* (Lu 11) und *Shang Yang* (Di 1).

(3) **Kräfteverfall und Durst (diabetische Polydipsie):** Nadle und/oder moxe *Shui Gou* (LG 26), *Cheng Jiang* (KG 24), *Jin Jin, Yu Ye* (Extrapunkt), *Qu Chi* (Di 11), *Lao Gong* (Pe 8), *Tai Chong* (Le 3), *Xing Jian* (Le 2), *Ran Gu* (Ni 2), *Yin Bai* (Mi 1).

(4) **Trockene Lippen, (jedoch) Speichel vorhanden:** Nadle *Xia Lian* (Di 8).

(5) **Trockene Lippen; kann nicht schlucken:** Nadle *San Jian* (Di 3) und *Shao Shang* (Lu 11).

(6) **Die Lippen bewegen sich wie Würmer:** Nadle und/oder moxe *Shui Gou* (LG 26).

Kommentar: Dies beschreibt ein Gefühl als wenn Würmer auf den Lippen kriechen.

(7) **Geschwollene Lippe:** Nadle *Ying Xiang* (Di 20).

(8) **Mund still; (kann) nicht geöffnet (werden):** Nadle und/oder moxe *Jia Che* (Ma 6), *Shi Gou* (3E 6), *Wai Guan* (3E 5), *Lie Que* (Lu 7) und *Li Dui* (Ma 45).

7) SHE (Zunge)

(1) **Zunge geschwollen; erschwertes Sprechen:** Benutze eine Dreikantnadel, um *Lian Quan* (KG 23) und *Jin Jin, Yu Ye* (Extrapunkt) zu bluten. Nadle *Tian Tu* (KG 22), *Shao Shang* (Lu 11), *Ran Gu* (Ni 2) und *Feng Fu* (LG 16) auf übliche Art.

(2) **Zunge aufgerollt:** Nadle *Ye Men* (3E 2) und *Er Jian* (Di 2).

(3) **Zunge extrem geschwollen (wie der Uterus eines Schweins):** Benutze eine (Dreikant-)Nadel, um in das große Gefäß unter der Zunge zu stechen. Das Blut wird sofort herausfließen. Sei sicher, daß du nicht in die Zentralvene stichst, denn wenn die Blutung nicht aufhört, kann der Patient sterben. Wenn dies passiert, kauterisiere das Gebiet mit einem Stück roten heißen Kupferdraht oder wende eine Mischung von mit Essig verrührter Strohasche an, dies wird die Wunde mildern. Die meisten Leute sind sich der Ernsthaftigkeit dieses Zustands nicht bewußt. Wenn er nicht behandelt wird, kann die Person sterben.

(4) **Zunge steif, Speichel (tropft) herunter:** Moxe *Yang Gu* (Dü 5).

(5) **Steife Zunge:** Nadle *Ya Men* (LG 15), *Shao Shang* (Lu 11), *Yu Ji* (Lu 10), *Zhong Chong* (Pe 9), *Yin Gu* (Ni 10) und *Ran Gu* (Ni 2).

(6) **Schlaffe Zunge:** Nadle *Feng Fu* (LG 16), *Tai Yuan* (Lu 9), *Nei Ting* (Ma 44), *He Gu* (Di 4), *Chong Yang* (Ma 42) und *San Yin Jiao* (Mi 6).

8) YA (Zähne)

(1) **Zahnschmerz:** Nadle *He Gu* (Di 4).

(2) **Oberer Zahnschmerz:** Nadle *Ren Zhong* (LG 26), *Tai Yuan* (Lu 9), *Lu Xi* (unbekannter Punkt), *Zu San Li* (Ma 36) und *Nei Ting* (Ma 44).

(3) **Unterer Zahnschmerz:** Nadle *Cheng Jiang* (KG 24), *He Gu* (Di 4) und *Jia Che* (Ma 6).

9) YAN HOU (Pharynx/Larynx [Hals])

(1) **Hals verschlossen:** Nadle *Shao Shang* (Lu 11), *He Gu* (Di 4), *Chi Ze* (Lu 5); nadle auch *Guan Chong* (3E 1) und *Qiao Yin* (Gb 44 oder Gb 11).

Kommentar: Der Text gibt nicht genau an, ob man *Zu Qiao Yin* oder *Tou Qiao Yin* benutzen sollte. Andere Quellen führen beide Punkte für die Benutzung bei Konstriktion oder Blockade des Halses an.

(2) **Pharynx obstruiert:** Im Inneren (gibt es) malignes Blut, (wenn man ein Gefäß) punktiert, (wird sich der Patient) spontan erholen.

(3) **(Stimm-)Band-(Larynx-)Wind:** Nadle *Shao Shang* (Lu 11), *He Gu* (Di 4), *Feng Fu* (LG 16) und *Shang Xing* (LG 23).

(4) **Larynx obstruiert:** Nadle *Shen Men* (He 7), *Chi Ze* (Lu 5), *Da Ling* (Pe 7) und *Qian Gu* (Dü 2). Nadle auch/oder *Feng Long* (Ma 40), *Yong Quan* (Ni 1), *Guan Chong* (3E 1), *Shao Shang* (Lu 11) und *Yin Bai* (Mi 1).

(5) **Larynx/Pharynx (Hals) verschlossen (und) verstopft:** Nadle *Zhao Hai* (Ni 6), *Qu Quan* (Le 8) und *He Gu* (Di 4).

(6) **Milchige Motte (akute Tonsillitis):** Nadle und/oder blute *Shao Shang* (Lu 11), *He Gu* (Di 4) und *Yu Ye, Jin Jin* (Extrapunkt).

(7) **Laryngealer Schmerz:** Nadle *Feng Fu* (LG 16).

(8) **Jahr für Jahr (lang anhaltende) Obstruktion (des) Larynx:** Moxe 2–3 Kegel am ersten Knöchel des großen Fingers (Daumen). Benutze bei einem Mann die linke Seite und die rechte bei einer Frau.

(9) **Nahrung kann im Hals nicht hinunterfließen:** Moxe *Shan Zhong* (KG 17).

(10) **Halsaußenseite geschwollen:** Nadle *Ye Men* (3E 2).

(11) **Innenseite (des) Hals(es) (eingeengt) als ob eine Fischgräte innen eingeklemmt sei:** Nadle *Jian Shi* (Pe 5) und *San Jian* (Di 3).

(12) **Rachenschwellung:** Nadle *Zhong Zhu* (3E 3) und *Tai Xi* (Ni 3).

10) JING XIANG (Hals/Nacken)

(1) **Nacken nicht nachgebend (steif):** Nadle *Cheng Jiang* (KG 24) und *Feng Fu* (LG 16).

(2) **Nacken steif und schmerzhaft:** Nadle *Tong Tian* (Bl 7), *Bai Hui* (LG 20), *Feng Chi* (Gb 20), *Wan Gu* (Gb 12), *Ya Men* (LG 15) und *Da Shu* (Bl 11).

(3) **Nackenschmerz:** Nadle *Hou Xi* (Dü 3).

(4) **Eine Schwellung am Hals (Struma, Mumps, Lymphadenitis, Hyperthyreose etc.):** Nadle *He Gu* (Di 4) und *Qu Chi* (Di 11).

(5) **Opisthotonus:** Nadle *He Gu* (Di 4); *Cheng Jiang* (KG 24) und *Feng Fu* (LG 16).

11) BEI (Oberer Rücken)

(1) **Wirbelsäule steif und schmerzhaft:** Nadle *Ren Zhong* (LG 26).

(2) **Schmerz im oberen Rücken:** Nadle *Shou San Li* (Di 10) mit senkrechtem Einstich, *Jian Yu* (Di 15), *Tian Jing* (3E 10), *Qu Chi* (Di 11)und *Yang Gu* (Dü 5).

(3) **Rücken schmerzhaft, in die Schulter einschießend:** Nadle *Wu Shu* (Gb 27), *Kun Lun* (Bl 60), *Xuan Zhong* (Gb 39), *Jian Jing* (Gb 21) und *Jia Feng* (Dieser Name war in keiner Quelle aufgelistet, die wir finden konnten. Der Name bedeutet einen Riß oder eine Fissur in einem Knochen in der Schulterregion.)

(4) **Wirbelsäulenschmerz; Schmerzen am gesamten Rücken:** Nadle/moxe *Hun Men* (Bl 47).

(5) **Schmerz im oberen Rücken:** Nadle *Gao Huang Shu* (Bl 43) und *Jian Jing* (Gb 21); verwende einen senkrechten Einstich.

(6) **Oberer Rücken (und) Schulter wund (und) schmerzhaft:** Nadle *Feng Men* (Bl 12).

Kommentar: Das Wort für „wund“ ist *suan,* was wörtlich Säure oder Essig bedeutet. Dies bezieht sich auf die Art von „Wundsein“ die durch die in den Muskeln gebildete Milchsäure entsteht.

(7) **Rücken steif und rigide:** Nadle und/oder moxe *Ren Zhong* (LG 26), *Feng Fu* (LG 16) und *Fei Shu* (Bl 13). (Anmerkung: in alten Zeiten war es verboten, LG 16 zu moxen.)

Kommentar: Die Charakterisierung hier bedeutet, daß die natürliche Krümmung der Wirbelsäule aufgehoben ist.

(8) **Rückenverspannung:** Nadle *Jing Qu* (Lu 8).

(9) **Oberer Rücken und Schulter zerren aneinander:** Nadle und/oder moxe *Er Jian* (Di 2), *Shang Yang* (Lu 1), *Wei Zhong* (Bl 40) und *Kun Lun* (Bl 60).

Kommentar: Ein chinesischer medizinischer Berichterstatter erklärt dies als Schmerz der zwischen dem oberen Rükken und den Schultern hin- und herschießt.

12) XIONG (Brustkorb)

(1) **Die neun Kategorien von Herzschmerz:** Nadle oder moxe *Jian Shi* (Pe 5), *Ling Dao* (He 4), *Gong Sun* (Mi 4), *Tai Chong* (Le 3), *Zu San Li* (Ma 36), *Yin Ling Quan* (Mi 9).

> Kommentar: Allgemeine Behandlung für Herzschmerz unbekannter oder komplizierter Ätiologie.

(2) **Abrupter oder plötzlicher Herzschmerz:** *Ran Gu* (Ni 2), *Shang Wan* (KG 13), *Qi Hai* (KG 6), *Yong Quan* (Ni 1), *Jian Shi* (Pe 5), *Zi Gong* (3E 6), *Zu San Li* (Ma 36), *Da Dun* (Le 1), *Du Yin* (ein Extrapunkt, der unterhalb des zweiten Zehs im Zentrum des proximalsten Gelenks lokalisiert ist). Nadle und moxe diese.

(3) **Magenhöhlenschmerz:** Nadle und moxe *Hun Men* (Bl 37).

(4) **Unangenehmer Brust/Brustkorbschmerz (Herzbrennen):** Nadle und moxe *Hun Men* (Bl 37).

(5) **Schmerz im Herzen:** Nadle und moxe *Nei Guan* (Pe 6).

(6) **Herzschmerz, in den Rücken ausstrahlend:** Nadle und moxe *Jing Gu* (Bl 64), *Kun Lun* (Bl 60); wenn er nicht zu beenden ist, nadle noch *Ran Gu* (Ni 2), *Wei Yang* (Bl 39).

(7) **Herz-Obstruktionsschmerz:** Nadle *Ju Que* (KG 14), *Shang Ju Xu* (Ma 37), *Zhong Wan* (KG 12).

(8) **Schmerz genau auf dem Herzen:** Nadle und moxe *Jing Gu* (Bl 64), *Kun Lun* (Bl 60); wenn er nicht aufhört, nadle und moxe wieder *Ran Gu* (Ni 2), *Da Dao* (Mi 2), *Tai Bai* (Mi 3), *Tai Xi* (Ni 3), *Xing Jian* (Le 2), *Tai Chong* (Le 3), *Yu Ji* (Lu 10).

(9) **Wurm-Herzschmerz:** Wähle *Shang Wan* (KG 13), *Zhong Wan* (KG 12), *Yin Du* (Ni 19).

Kommentar: Das Zeichen *chong* bedeutet Würmer, Parasiten und Ungeziefer im Allgemeinen. Gemeint ist Herzschmerz durch eine Parasiteninfektion. Die Nummern 9 und 10 sind wahrscheinlich 2 der 9 Arten von Herzschmerz.

(10) **Blut-Herzschmerz:** Nadle und moxe *Qi Men* (Le 14).

(11) **Eine Kälte-Verletzung schnürt den Brustkorb zusammen:** Nadle *Zhi Gou* (3E 6), *Jian Shi* (Pe 5), *Xing Jian* (Le 2). Moxibustionsmethode bei Akkumulation im Brustkorb: benutze 10 Stück Semen Crotonis Tiglii (*Ba Dou*). Schäle sie und mahle sie zu Pulver, wobei 5 Gramm pulverisiertes Rhizoma Coptidis (*Huang Lian*) hinzugefügt werden. Mische es mit Speichel und forme es zu schmalen Kuchen. Fülle den Nabel mit etwas von diesem Teig und lege das Moxakraut darauf. Sobald Geräusche im Abdomen (Borborygmus) auftreten, wird die Erkrankung verschwunden sein. Die genaue Anzahl der erforderlichen Kegel ist nicht wichtig. Nachdem das Moxen abgeschlossen ist, wird der Nabel sanft mit Hilfe eines in warmem Wasser eingeweichten Taschentuchs ausgerieben, um oberflächliche Läsionen oder Ulzeration zu verhindern.

Kommentar: Kälte-Verletzung bedeutet Eindringen äußerer Kälte, die ein Zusammenschnüren im Thorax verursacht.

(12) **Thorakale Zusammenballung mit Steifheitsgefühl:** Nadle und moxe *Yong Quan* (Ni 1), *Tai Xi* (Ni 3), *Zhong Chong* (Pe 9), *Da Ling* (Pe 7), *Yin Bai* (Mi 1), *Tai Bai* (Mi 3), *Shao Chong* (He 9), *Shen Men* (He 7).

(13) **Schmerz in der Fossa subclavicularis:** Nadle und moxe *Tai Yuan* (Lu 9), *Shang Yang* (Di 1) und *Zu Lin Qi* (Gb 41).

(14) **Völlegefühl (Verstopfung) im Brustkorb:** Nadle und moxe *Jing Qu* (Lu 8), *Yang Xi* (Di 5), *San Jian* (Di 3), *Hou Xi* (Dü 3), *Jian Shi* (Pe 5), *Yang Ling Quan* (Gb 34), *Zu San Li* (Ma 36), *Qu Quan* (Le 8) und *Zu Lin Qi* (Gb 41).

(15) **Obstruktion im Brustkorb:** Nadle und moxe *Tai Yuan* (Lu 9).

(16) **Interkostalschmerz:** Nadle und moxe *Tian Jing* (3E 10), *Zhi Gou* (3E 6), *Jian Shi* (Pe 5), *Da Ling* (Pe 7), *Zu San Li* (Ma 36), *Tai Bai* (Mi 3), *Qiu Xu* (Gb 40) und *Yang Fu* (Gb 38).

(17) **Beben des Brustkorbs (vor Aufregung):** Nadle/moxe *Jian Shi* (Pe 5).

(18) **Völle des Brustkorbs mit erweiterten Bronchien:** Nadle *Nei Guan* (Pe 6); moxe *Ge Shu* (Bl 17).

(19) **Geschwollene und aufgeblähte Flanken, die sich bis ins Abdomen ausdehnen:** Nadle/moxe *Xia Lian* (Di 8), *Qiu Xu* (Gb 40), *Xia Xi* (Gb 43), *Shen Shu* (Bl 23).

(20) **Kälte im Brustkorb:** Moxe *Shan Zhong* (KG 17).

(21) **Herz- und Brustkorbschmerz:** Nadle/moxe *Qu Ze* (Pe 3), *Nei Guan* (Pe 6) und *Da Ling* (Pe 7).

(22) **Jede Art bitteren (schlimmen) Schmerzes in Herz, Brustkorb, Abdomen, Flanken, Rippen, oberem und unterem Rücken:** Nimm pulverisierten Si Chuan Pfeffer und mixe ihn mit Essig,

um eine Art Kuchen zu formen. Brenne Moxakraut auf diesen Kuchen über den empfindlichen Zonen ab. Beende dies (entferne das Moxakraut), sobald der Patient Schmerz (vom Moxen) spürt.

13) XIE (Flanken oder Interkostalregion)

(1) **Flankenschmerz:** Nadle/moxe *Xuan Zhong* (Gb 39), *Qiao Yin* (Gb 44), Wai *Guan* (3E 5), *Zu San Li* (Ma 36), *Zhi Gou* (3E 6), *Zhang Men* (Le 13), *Zhong Feng* (Le 4), *Yang Ling Quan* (Gb 34), *Xing Jian* (Le 2), *Qi Men* (Le 14) und *Yin Ling Quan* (Mi 9).

(2) **Intolerabler Flankenschmerz, der in die Kostalregion ausstrahlt:** Nadle/moxe *Qi Men* (Le 14), *Zhang Men* (Le 13), *Xing Jian* (Le 2), *Qiu Xu* (Gb 40), *Yong Quan* (Ni 1), *Zhi Gou* (3E 6) und *Dan Shu* (Bl 19).

(3) **Flanke und Brustkorb gebläht, schmerzhaft:** Nadle/moxe *Gong Sun* (Mi 4), *Zu San Li* (Ma 36), *Tai Chong* (Le 3) und *San Yin Jiao* (Mi 6).

(4) **Taillen- und Flankenschmerz:** Nadle/moxe *Huan Tiao* (Gb 30), *Zhi Yin* (Bl 67), *Tai Bai* (Mi 3) und *Yang Fu* (Gb 38).

(5) **Flanken- und Rippenschmerz:** Nadle *Zhi Gou* (3E 6), *Wai Guan* (3E 5) und *Qu Chi* (Di 11).

(6) **Flankenschmerz an beiden Seiten:** Nadle und/oder moxe *Qiao Yin* (Gb 44), *Da Dun* (Le 1) und *Xing Jian* (Le 2).

(7) **Völlegefühl in den Flanken:** Nadle und/oder moxe *Zhang Men* (Le 13), *Yang Gu* (Dü 5), *Wan Gu* (Dü 4), *Zhi Gou* (3E 6), *Ge Shu* (Bl 17) und *Shen Mai* (Bl 62).

(8) **Rippen und Wirbelsäule zusammengezogen:** Nadle/moxe *Gan Shu* (Bl 18).

14) RU (Brust)

(1) **Neidische Milch:** Nadle *Tai Yuan* (Lu 9).

Kommentar: Der Begriff „neidische Milch" bedeutet Hypergalaktie oder exzessive Milchproduktion. Die Bedeutung im Volk ist, daß Frauen mit Milch im Überfluß das Objekt für den Neid anderer Frauen sind.

(2) **Mastitis:** Nadle *Ying Chuang* (Ma 16), *Ru Gen* (Ma 18), *Shang Ju Xu* (Ma 37), *Xia Lian* (Di 8), *Fu Liu* (Ni 7), *Tai Xi* (Ni 3).

(3) **Schmerz auf Grund von Mastitis:** Nadle *Zu San Li* (Ma 36).

(4) **Agalaktie:** Moxe *San Zhong* (KG 17); nadle *Shao Ze* (Dü 1).

(5) **Geschwollene Brust-Schmerzen:** Nadle *Zu Lin Qi* (Gb 41).

15) FU (Abdomen)

(1) **Abdomineller Schmerz:** Nadle *Nei Guan* (Pe 6), *Zhi Gou* (3E 6), *Zhao Hai* (Ni 6), *Ju Que* (KG 14), *Zu San Li* (Ma 36).

(2) **Bauch- und Nabelschmerz:** Nadle und moxe *Yin Ling Quan* (Mi 9), *Tai Chong* (Le 3), *Zu San Li* (Ma 36), *Zhi Gou* (3E 6), *Zhong Wan* (KG 12), *Guan Yuan* (KG 4), *Tian Shu* (Ma 25), *Gong Sun* (Mi 4), *San Yin Jiao* (Mi 6), *Yin Gu* (Ni 10).

(3) **Stechender Schmerz im Abdomen:** Nadle und moxe *Gong Sun* (Mi 4).

(4) **Schmerz am Nabel mit wässrigen Stühlen (Entenstuhl):** Moxe Nabel *Shen Que* (KG 8).

(5) **Akkumulationsschmerz:** Nadle und moxe *Qi Hai* (KG 6), *Zhong Wan* (KG 12), *Yin Bai* (Mi 1).

Kommentar: Die wörtliche Bedeutung hier ist Verdauungsstörung durch Nahrungsstagnation.

(6) **Borborygmus mit Diarrhö:** Moxe *Shui Fen* (KG 9), *Tian Shu* (Ma 25), *Shen Que* (KG 8).

(7) **Unterer Bauchschmerz:** Nadle und moxe *Xia Lian* (Di 8), *Fu Liu* (Ni 7), *Zhong Feng* (Le 4), *Da Dun* (Le 1), *Guan Yuan* (KG 4), *Shen Shu* (Bl 23), etc.

(8) **Unerträglicher akuter unterer Bauchschmerz:** Moxe *Du Yin* (ein Extrapunkt, der im Zentrum des proximalsten Gelenkes an

der Sohle des zweiten Zehs lokalisiert ist), 5 Kegel. Bei Hernie, Hodenschwellung oder Hernie mit plötzlichem Herzschmerz ist dieser Punkt passend.

16) YAO (Unterer Rücken)

(1) **Lendenschmerz:** Moxe *Shen Shu* (Bl 23).

(2) **Gebeugt in der Taille, unfähig sich aufzurichten:** Blute *Wei Zhong* (Bl 40).

(3) **Taille kann nicht nach vorne oder hinten gebeugt werden:** Nadle *Ren Zhong* (LG 26), *Huan Tiao* (Gb 30), *Wei Zhong* (Bl 40).

(4) **Nieren-Leere-Lumbalschmerz:** Nadle und moxe *Shen Shu* (Bl 23); nadle *Wei Zhong* (Bl 40).

(5) **Kreuzschmerzen durch Verrenkung:** Nadle *Huan Tiao* (Gb 30), *Wei Zhong* (Bl 40), *Kun Lun* (Bl 60), *Chi Ze* (Lu 5), *Yang Ling Quan* (Gb 34), *Xia Liao* (Bl 34).

(6) **Lumbalschmerz mit Steifheit und Starre:** Nadle *Ming Men* (LG 4), *Kun Lun* (Bl 60), *Zhi Shi* (Bl 52), *Xing Jian* (Le 2), *Fu Liu* (Ni 7).

(7) **Kreuzschmerz als ob man in Wasser säße:** Moxe *Yang Fu* (Gb 38).

(8) **Lumbalschmerz, erschwerte Bewegung:** Nadle *Wei Zhong* (Bl 40), *Xing Jian* (Le 2), *Feng Shi* (Gb 31).

17) SHOU (Hand und Arm)

(1) **Die fünf Finger sind starr und spastisch:** Nadle und moxe *Er Jian* (Di 2), *Qian Gu* (Dü 2).

(2) **Schmerzen in den fünf Fingern:** Nadle und moxe *Yang Chi* (3E 4), *Wai Guan* (3E 5), *He Gu* (Di 4).

(3) **Beide Hände starr, spastisch, taub:** Moxe *Da Ling* (Pe 7).

(4) **Ellbogenkontraktur mit gereizten und vorspringenden Sehnen:** Nadle *Chi Ze* (Lu 5).

(5) **Hand- und Unterarmschmerz, unfähig zu heben oder zu bewegen:** Nadle *Chi Ze* (Lu 5), *Qu Chi* (Di 11), *Jian Yu* (Di 15), *Shou San Li* (Di 10), *Shao Hai* (He 3), *Tai Yuan* (Lu 9), *Yang Xi* (Di 5), *Xian Gu* (Dü 2), *Ye Men* (3E 2), *He Gu* (Di 4), *Wai Guan* (3E 5) und *Wan Gu* (Dü 4).

(6) **Kalte Unterarme:** Moxe *Chi Ze* (Lu 5) und *Shen Men* (He 7).

(7) **Innerer Teil des Unterarms kalt:** Nadle *Tai Yuan* (Lu 9).

(8) **Unterarmseite und Handgelenk schmerzhaft:** Nadle *Yang Gu* (Dü 5).

(9) **Schütteln von Hand und Handgelenk:** Nadle und/oder moxe *Qu Ze* (Pe 3).

(10) **Hände und Handgelenke ohne Kraft:** Nadle und moxe *Lie Que* (Lu 7).

(11) **Ellbogen, Unterarm, Hand und Finger können nicht gebeugt werden:** Nadle und/oder moxe *Qu Chi* (Di 11), *Shou San Li* (Di 10), *Wai Guan* (3E 5) und *Zhong Zhu* (3E 3).

(12) **Kälteempfindlicher Schmerz von Hand und Unterarm:** Moxe *Jian Jing* (Gb 21), *Qu Chi* (Di 11) und *Xia Lian* (Di 8).

(13) **Taubheit von Hand und Unterarm:** Nadle und moxe *Tian Jing* (3E 10), *Qu Chi* (Di 11), *Wai Guan* (3E 5), *Jing Qu* (Lu 8), *Zhi Gou* (3E 6), *Yang Xi* (Di 5), *Wan Gu* (Dü 4), *Shang Lian* (Di 9) und *He Gu* (Di 4).

(14) **Hand und Finger starr und gestreckt:** Nadle und moxe *Qu Chih* (Di 11), *He Gu* (Di 4) und *Yang Gu* (Dü 5).

(15) **Hitze im Herzen der Hand:** Nadle *Lao Gong* (Pe 8), *Qu Chih* (Di 11), *Qu Ze* (Pe 3), *Nei Guan* (Pe 6), *Lie Que* (Lu 7), *Jing Qu* (Lu 8), *Tai Yuan* (Lu 9), *Zhong Chong* (Pe 9) und *Shao Chong* (He 9).

Kommentar: Herz der Hand bedeutet Zentrum der Handinnenflächen.

(16) **Hand und Unterarm rot und geschwollen:** Nadle *Qu Chi* (Di 11), *Tong Li* (He 5), *Zhong Zhu* (3E 3), *He Gu* (Di 4), *Shou San Li* (Di 10) und *Ye Men* (3E 2).

(17) **Hitze im Zentrum der Handteller:** Nadle *Lie Que* (Lu 7), *Jing Qu* (Lu 8), *Tai Yuan* (Lu 9) und *Lao Gong* (Pe 8).

(18) **Unfähigkeit, die Schulter und den Unterarm anzuheben oder zu bewegen:** Nadle und moxe *Qu Chi* (Di 11), *Jian Yu* (Di 15), *Ju Gu* (Di 16), *Qing Leng Yuan* (3E 11), *Guan Chong* (3E 1).

(19) **Schwellung der Axilla:** Nadle *Chi Zi* (Lu 5), *Xiao Hai* (Dü 8), *Jian Shi* (Pe 5) und *Da Ling* (Pe 7).

(20) **Subaxillare Schwellung:** Wähle *Yang Fu* (Gb 38), *Qiu Xu* (Gb 40), *Zu Lin Qi* (Gb 41).

(21) **Quälender Schulter- und Unterarmschmerz:** Nadle *Jian Yu* (Di 15), *Jian Jing* (Gb 21) und *Qu Chi* (Di 11).

(22) **Unterarm wund und kontrahiert:** Nadle und moxe *Zhou Lao* (Di 12) und *Chi Zi* (Lu 5).

(23) **Beide Schulterblätter schmerzhaft:** Nadle und moxe *Jian Jing* (Gb 21) und *Zhi Gou* (3E 6).

(24) **Handgelenkschmerz:** Moxe *Yang Xi* (Di 5), *Qu Chi* (Di 11) und *Wan Gu* (Dü 4).

(25) **Ellbogen-, Unterarm- und Handgelenkschmerz:** Nadle *Qian Gu* (Dü 2), *Ye Men* (3E 2) und *Zhong Zhu* (3E 3).

18) ZU (Fuß/Untere Extremität)

(1) **Bein/Knie-Spasmus (und) Schmerz:** Nadle und/oder moxe *Feng Shi* (Gb 31), *Yang Ling Quan* (Gb 34), *Qu Quan* (Le 8) und *Kun Lun* (Bl 60).

(2) **Akuter Oberschenkel/Schienbein-Schmerz:** Nadle und/oder moxe *Feng Shi* (Gb 31), *Zhong Du* (Gb 32), *Yang Jiao* (Gb 35), *Xuan Zhong* (Gb 39).

(3) **Bein schlaff, kann nicht angespannt werden:** Nadle oder moxe *Fu Liu* (Ni 7).

(4) **Knie schmerzhaft, das Bein kollabiert:** Nadle und/oder moxe *Huan Tiao* (Gb 30), *Xuan Zhong* (Gb 39), *Ju Liao* (Gb 29) und *Wei Zhong* (Bl 40).

(5) **Oberschenkelschmerz, Schienbeinschmerz:** Nadle und/oder moxe *Yang Ling Quan* (Gb 34), *Jue Gu* (Gb 39), *Zhong Feng* (Le 4), *Zu Lin Qi* (Gb 41), *Zu San Li* (Ma 36) und *Yang Fu* (Gb 38).

(6) **Schmerz (an der) Innenseite des Knies:** Nadle *Xi Guan* (Le 7), *Tai Chong* (Le 3) und *Zhong Feng* (Le 4).

(7) **Schmerz (an der) Außenseite des Knies:** Nadle *Xia Xi* (Gb 43), *Yang Jiao* (Gb 35) und *Yang Ling* (Gb 34).

(8) **Sprunggelenkschmerz:** Nadle und/oder moxe *Kun Lun* (Bl 60), *Tai Xi* (Ni 3), *Shen Mai* (Bl 62), *Qiu Xu* (Gb 40), *Shang Qiu* (Mi 5), *Zhao Hai* (Ni 6), *Tai Chong* (Le 3) und *Jie Xi* (Ma 41).

(9) **Extremer Zehenschmerz:** Nadle und/oder moxe *Yong Quan* (Ni 1) und *Ran Gu* (Ni 2).

(10) **Innenseite des Knies schmerzhaft:** Nadle *Du Bi* (Ma 35).

Kommentar: Wir verstehen dies als innen unter der Patella und nicht als Medialseite.

(11) **Knie geschwollen:** Benutze die Feuernadelpunktion von *Zu San Li* (Ma 36) und akupunktiere danach *Xing Jian* (Le 2).

(12) **Fuß schwach, abgemagert und rissig:** Nadle und/oder moxe *Zu San Li* (Ma 36) und *Jue Gu* (Gb 39).

(13) **Beide Beine (fühlen sich an) wie Eis:** Moxe *Yin Shi* (Ma 33).

(14) **Schmerz (vom) Kreuz (bis zur) Sohle:** Nadle und/oder moxe *Huan Tiao* (Gb 30), *Feng Shi* (Gb 31), *Jin Shi* (Ma 33), *Wei Zhong* (Bl 40), *Cheng Shan* (Bl 57), *Kun Lun* (Bl 60) und *Shen Mai* (Bl 62).

(15) **Schmerz (an der) Innenseite (von) Oberschenkel (und) Knie:** Nadle *Wei Zhong* (Bl 40), *San Li* (Ma 36) und *San Yin Jiao* (Mi 6).

(16) **Beine (und) Knie wund (und) schmerzhaft:** Nadle *Huan Tiao* (Gb 30), *San Li* (Ma 36), *Yang Ling* (Gb 34) und *Qiu Xu* (Gb 40).

(17) **Fuß-(und) Knieschmerz:** Nadle *Wei Zhong* (Bl 40), *San Li* (Ma 36), *Qu Quan* (Le 8), *Yang Ling* (Gb 34), *Feng Shi* (Gb 31), *Kun Lun* (Bl 60) und *Jie Xi* (Ma 41).

(18) **Fuß (und) Schienbein gefühllos (wie ein Stück) Holz:** Nadle *Huan Tiao* (Gb 30) und *Feng Shi* (Gb 31).

(19) **Paralyse des Beins:** Nadle und/oder moxe *Huan Tiao* (Gb 30), *Yin Ling* (Mi 9), *Yang Fu* (Gb 38), *Tai Xi* (Ni 3) und *Zhi Yin* (Bl 67).

(20) **Oberschenkelachsenschmerz:** Wähle *Huan Tiao* (Gb 30), *Yang Ling* (Gb 34) und *Qiu Xu* (Gb 40).

> Kommentar: Oberschenkelachse bezieht sich auf den lateralen Aspekt des Oberschenkels um die Prominenz des Femurs, d. h. das Acetabulum.

(21) **Füße kalt (und) heiß:** Nadle *San Li* (Ma 36), *Wei Zhong* (Bl 40), *Yang Ling* (Gb 34), *Fu Liu* (Ni 7), *Ran Gu* (Ni 2), *Xing Jian* (Le 2), *Zhong Feng* (Le 4), *Da Dun* (Mi 2) und *Yin Bai* (Mi 1).

(22) **Füße kalt wie Eis:** Moxe *Shen Shu* (Bl 23).

(23) **Schienbein wund:** Moxe *Cheng Shan* (Bl 57) und *Jin Men* (Bl 63).

(24) **Fuß (und) Schienbein kalt:** Nadle und/oder moxe *Fu Liu* (Ni 7), *Shen Mai* (Bl 62) und *Li Dui* (Ma 45).

(25) **Spasmus des Beins:** Nadle und/oder moxe *Shen Shu* (Bl 23), *Yin Ling* (Mi 9), *Yang Fu* (Gb 38) und *Jue Gu* (Gb 39).

(26) **Geschwollene Füße:** Nadle und/oder moxe *Cheng San* (Bl 57), *Kun Lun* (Bl 60), *Ran Gu* (Ni 2), *Wei Zhong* (Bl 40), *Xia Lian* (Di 8) und *Feng Shi* (Gb 31).

(27) **Geschwollene Beine:** Nadle und/oder moxe *Cheng Shan* (Bl 57) und *Kun Lun* (Bl 60).

(28) **Bein schlaff:** Nadle und/oder moxe *Yang Ling* (Gb 34), *Jue Gu* (Gb 39), *Tai Chong* (Le 3) und *Qiu Xu* (Gb 40).

(29) **Fuß kraftlos oder schwach:** Nadle und/oder moxe *Wei Zhong* (Bl 40), *San Li* (Ma 36) und *Cheng Shan* (Bl 57).

(30) **Beide Knie rot, geschwollen (und) schmerzhaft:** Nadle und/oder moxe *Xi Guan* (Le 7), *Wei Zhong* (Bl 40), *Yang Fu* (Gb 38), *San Yin Jiao* (Mi 6), *Fu Liu* (Ni 6), *Chong Yang* (Ma 42), *Ran Gu* (Ni 2), *Shen Mai* (Bl 62), *Xing Jian* (Le 2) und *Pi Shu* (Bl 20).

(31) **Fuß (und) Knöchel wund:** Nadle und/oder moxe *Wei Zhong* (Bl 40) und *Kun Lun* (Bl 60).

(32) **Schmerz (im) Zentrum des Fußes:** Nadle und/oder moxe *Kun Lun* (Bl 60).

(33) **Fußsehnen verdreht:** Nadle oder moxe *Cheng Shan* (Bl 57).

(34) **Fuß-Qi:** Moxe in Folge *Feng Fu* (LG 16), *Fu Tiu* (Ma 32), *Du Bi* (Ma 35), *San Li* (Ma 36), *Shang Lian* (Di 9), *Xia Lian* (Di 8) und *Jue Gu* (Gb 39). Moxe sie in dieser Reihenfolge.

19) PI (Haut)

(1) **Vitiligo:** Moxe 3–5 Kegel auf der Palmarseite des Mittelfingers beider Hände in der Falte, die den Finger von der Hand trennt.

(2) **Skrofulöse Wunden:** Genau wie oben aufgeführt.

(3) **(Gefühl) als ob Würmer über den ganzen Körper kriechen:** Moxe an der Ellbogenspitze 7 Kegel; nadle *Qu Chi* (Di 11), *Shen Men* (He 7), *He Gu* (Di 4) und *Zu San Li* (Ma 36).

20) ROU (Fleisch)

(1) **Warzen:** Moxe 3–5 Kegel auf der Palmarseite des Mittelfingers beider Hände in der Falte, die den Finger von der Hand trennt. Moxe anschließend 3–5 Kegel auf *Zhi Zheng* (Dü 7) und etwas oberhalb von *Zhi Zheng* 3 bis 5 Kegel.

21) MAI (Gefäße)

Kommentar: Das Wort *mai* kann sowohl Gefäße als auch Puls bedeuten. In diesem Zusammenhang als Teil einer Auflistung von Körperteilen, muß es als Gefäße aufgeführt werden.

(1) **Verletzung durch Kälte; sechs Pulse verschwunden:** Moxe sieben Kegel jeweils auf *Fu Liu* (Ni 7), *He Gu* (Di 4), *Zhong Ji* (KG 3), *Zhi Gou* (3E 6), *Ju Que* (KG 14) und *Qi Chong* (Ma 30). Moxe auch sehr großzügig an *Qi Hai* (KG 6).

(2) **Unaufhörliches trockenes Keuchen, Inversionsschüttelfrost der vier Extremitäten, Puls abgebrochen:** Moxe 30 Kegel an *Jian Shi* (Pe 5).

(3) **Zustand mit fehlendem Puls:** Nadle und moxe an *Nei Guan* (Pe 6) und *Tai Yuan* (Lu 9).

22) JIN (Sehnen)

(1) **Sehnen zusammengezogen und Knochen schmerzhaft:** Nadle und moxe *Hun Men* (Bl 47).

(2) **Knie gebeugt; Sehnen gespannt und wollen sich nicht entspannen:** Nadle und moxe *Qu Quan* (Le 8).

(3) **Sehnen gespannt und wollen sich nicht entspannen:** Wenn die innere Sprungbeinsehne steif ist, moxe sie mit 30 Kegeln; wenn die äußere Sprungbeinsehne steif ist, moxe sie mit 30 Kegeln.

(4) **Kniesehnen zwanghaft kontrahiert und wollen sich nicht öffnen:** Moxe 14 Kegel an *Wei Yang* (Bl 39).

(5) **Sehnenmuster aufgrund von Leber-Hitze:** Tonisiere *Xing Jian* (Le 2), sediere *Tai Chong* (Le 3).

(6) **Sehnen kontrahiert, Yin zurückgezogen:** Moxe 50 Kegel an *Zhong Feng* (Le 4).

Kommentar: Yin bezieht sich hier auf die Hoden.

(7) **Sehnen verdreht und schmerzhaft:** Sediere *Cheng Shan* (Bl 57) oder moxe 14 Kegel.

(8) **Sehnen-*hui*-punkt *Yang Ling Quan* (Gb 34):** Bei Sehnenerkrankung durch Wind sollte man diesen Punkt wählen.

23) GU (Knochen)

(1) **Wirbelsäule steif und schmerzhaft:** Nadle *Ren Zhong* (LG 26).

(2) **Sehnen kontrahiert, Knochenschmerz:** Nadle und moxe *Hun Men* (Bl 47).

(3) **Knochen weich, ohne Kraft:** Moxe *Da Shu* (Bl 11); (dies ist der *hui*-Punkt der Knochen. Dieser Punkt läßt sich bei allen Knochenerkrankungen anwenden.)

24) QIAN YIN (Vorderes Yin, d. h. Genitalien)

(1) **Kälte-*shan*-Bauchschmerz:** Moxe *Yin Shi* (Ma 33), *Tai Xi* (Ni 3) und *Gan Shu* (Bl 18).

Kommentar: Obwohl er oft als Hernie übersetzt wird, übersetzt Wiseman diesen Begriff überhaupt nicht, sondern zieht es vor, ihn im Chinesischen zu belassen. Während der westliche Terminus Hernie eine Art von *shan* ist, sind nicht alle *shan* Hernien. Wir haben uns deshalb entschieden, den Begriff im chinesischen *pin yin* zu lassen, außer in den Fällen, bei denen es aus dem Text klar hervorgeht, daß das aktuell Diskutierte der westlichen Diagnose einer Hernie entspricht.

(2) **Hauptmethode für alle *shan*:** Wähle *Da Dun* (Le 1), *Xing Jian* (Le 2), *Tai Chong* (Le 3), *Zhong Feng* (Le 4), *Li Gou* (Le 5), *Guan Men* (Ma 22), *Guan Yuan* (KG 4), *Shui Dao* (Ma 29), *San Yin Jiao* (Mi 6), *Zu San Li* (Ma 36).

(3) ***Shan* verursacht Hodenschwellung und akuten Schmerz:** Wähle *Li Gou* (Le 5), *Da Dun* (Le 1), *Yin Shi* (Ma 33), *Zhao Hai* (Ni 6), *Xia Ju Xi* (Ma 39), *Xiao Chang Shu* (Bl 27).

(4) **Listiges *shan*:** Wähle *Tai Chong* (Le 3), *Gong Sun* (Mi 4), *Da Dun* (Le 1), *Li Gou* (Le 5).

Kommentar: Listige oder Fuchs-*shan* herrscht vor, wenn ein Teil des Dünndarms intermittierend ins Skrotum deszendiert, aber verschwindet, wenn sich die Person hinlegt.

(5) ***Shan* intermittierender Knotenschmerz bei Frauen (das gleiche wie listiges *shan* bei Männern):** Wähle die gleichen Punkte wie bei Nummer vier oben und nadle zusätzlich *Tian Jing* (3E 10), moxe auch *Qi Hai* (KG 6) und *Zhong Ji* (KG 3).

(6) **Ulzeröses *shan* mit Prolaps nach einer Seite:** Wähle *Da Ju* (Ma 27), *Di Ji* (Mp 8), *Zhong Ji* (KG 3), *Zhong Feng* (Le 4), *Jiao Xin* (Ni 8), *Yong Quan* (Ni 1).

(7) **Wasserulkus; einseitiger Prolaps:** Wähle *Lan Men* (Appendixtor; 3 cun lateral von *Qu Gu* (KG 2)), *San Yin Jiao* (Mi 6).

Kommentar: *Shui kui chuang* bedeutet ein Wasserulkus. Das Wort *chuang* wurde hier weggelassen.

(8) **Pädiatrisches fetales *shan*; einseitiger Hoden:** Moxe 13 Kegel oberhalb der Falte hinter und oberhalb des Skrotums. Im Frühling (wenn du) moxibustierst, (wird es) im Sommer geheilt sein. (Wenn du) im Sommer moxibustierst, (wird der Patient) im Winter genesen.

Kommentar: Dies beschreibt einen nicht deszendierten Hoden bei Kindern von Geburt an.

(9) ***Shan*-Knotenschmerz:** Moxe 3–5 Kegel an *Zhao Hai* (Ni 6). Nadle und/oder moxe *Yin Ling Quan* (Mi 9) und *Qiu Xu* (Gb 40).

(10) **Plötzliches *shan*:** Nadle und/oder moxe *Qiu Xu* (Gb 40), *Da Dun* (Le 1), *Yin Shi* (Ma 33), *Xue Hai* (Mi 10).

(11) **Einseitiges Wasser-*shan*:** Moxe *Gui Lai* (Ma 29), *Da Dun* (Le 1) und *San Yin Jiao* (Mi 6).

Kommentar: Dies beschreibt eine Hydrozele, bei der die Haut gedehnt ist und transparent erscheint.

(12) **Yin *shan*:** Moxe *Tai Chong* (Le 3) und *Da Dun* (Le 1).

Kommentar: Testikuläres *shan*.

(13) **Yin zieht in das Abdomen ein:** Moxe *Guan Yuan* (KG 4) und *Da Dun* (Le 1).

Kommentar: Nicht deszendierte oder retrahierte Hoden.

(14) **Häufige Miktion:** Moxe *Shen Shu* (Bl 23) und *Guan Yuan* (KG 4).

(15) **Yin-Schwellung:** Nadle und/oder moxe *Qu Quan* (Le 8), *Tai Xi* (Ni 3), *Da Dun* (Le 1), *Shen Shu* (Bl 23), *San Yin Jiao* (Mi 6).

Kommentar: Testikuläre Schwellung.

(16) **Penisschmerz:** Nadle und/oder moxe *Yin Ling Quan* (Mi 9), *Qu Quan* (Le 8), *Xing Jian* (Le 2), *Tai Chong* (Le 3), *Yin Gu* (Ni 10), *Shen Shu* (Bl 23), *Zhong Ji* (KG 3), *San Yin Jiao* (Mi 6), *Da Dun* (Le 1), *Tai Xi* (Ni 3), etc.

(17) **Spermatorrhoe:** Moxe *Shen Shu* (Bl 23).

(18) **Retroversio uteri, kein Überfluten, *lin*-Tröpfeln:** Nadle und moxe *Guan Yuan* (KG 4).

Kommentar: Überfluten bedeutet hier einen Mangel an reichlichem freien Harnfluß. *Lin* ist eine Krankheitskategorie, die einen Zustand mit Harntröpfeln beschreibt.

(19) **Weiße Trübheit:** Nadle und/oder moxe *Shen Shu* (Bl 23), *Guan Yuan* (KG 4) und *San Yin Jiao* (Mi 6).

Kommentar: *Bai Zhuo* ist eine Krankheitskategorie, bei der trüber Urin wie Spülwasser oder Schmutzwasser vorliegt. Dies hat damit zu tun, daß trübes Magen-Qi in die Blase hinuntersickert und von der Blase ausgeschieden wird.

(20) **Kaltes und heißes Qi *lin*:** Nadle *Yin Ling Quan* (Mi 9).

Kommentar: Qi *lin* ist eines der *wu lin* oder fünf *lin,* was *lin* auf Grund von Leber-Qi-Stagnation im Unteren Erwärmer bedeutet. Heiß und Kalt bezieht sich hier auf die *shao yang*-Phase einer Erkrankung, die auch einen Bezug zur Leber hat.

(21) **Miktion gelb und rot:** Nadle *San Yin Jiao* (Mi 6), *Tai Xi* (Ni 3), *Shen Shu* (Bl 23), *Qi Hai* (KG 6), *Pang Guang Shu* (Bl 28) und *Guan Yuan* (KG 4).

Kommentar: Roter Urin meint dunkel, nicht blutig.

(22) **Roter Urin mit Blut:** Nadle *Da Ling* (Pe 7) und *Guan Yuan* (KG 4).

(23) **Skrotumschmerz:** Nadle *Zhong Feng* (Le 4).

(24) **Blasen-Qi:** Nadle und moxe *Wei Zhong* (Bl 40) und *Wei Yang* (Bl 39).

Kommentar: Dies bedeutet Ausdehnung der Blase.

(25) **Dünndarm-Qi:** Moxe die folgenden mit jeweils 7 Kegeln: *Feng Shi* (Gb 31), *Qi Hai* (KG 6), *Tai Chong* (Le 3), *Du Yin*

(siehe Anmerkung bei Abschnitt 15 #8). Moxe auch *Wai Ling* an beiden Seiten des Nabels, 1.5 cun zu jeder Seite, an jeder Seite 7 Kegel. Dies zeigt eine sofortige Wirkung.

Kommentar: Die vollständige Beschreibung hiervon ist *xiao chang qi shan*, was genau genommen Hernie bedeutet.

(26) **Vermischtes *shan* mit aufwärts fließendem Qi:** Ein erstaunlicher Effekt wird erzielt, wenn man Moxa an *Du Yin* einsetzt.

Kommentar: Für die Lokalisation von *Du Yin* siehe #8 unter Abschnitt 15 auf Seite 48 unten.

(27) **Hölzerne Niere; vergrößerter fester Hoden ohne Schmerz:** Nadle und moxe *Da Dun* (Le 1) und *San Yin Jiao* (Mi 6).

Kommentar: Niere ist hier das *wai shen* oder äußere Niere und bezeichnet damit den Hoden.

(28) **Hölzerne Niere rot und schmerzhaft:** Nadle *Ran Gu* (Ni 2) und *Lan Men* (Extrapunkt 3 cun lateral von KG 2).

(29) **Mehrere Arten (vermischtes) *shan*:** Moxe 7 Kegel an *Guan Yuan* (KG 4) und 7 Kegel an *Da Dun* (Le 1).

(30) ***Shan*-Moxa-Methode:** Benutze ein Stück Stroh, um den Mund des Patienten von Ecke zu Ecke zu messen; benutze dieses Maßstück, um ein Dreieck zu bilden. Plaziere die Spitze des Dreiecks im Zentrum des Nabels des Patienten. Die Punkte werden an den Spitzen der anderen zwei Ecken an jeder Seite unterhalb des Nabels sein. Wenn die Hernie an einer Seite ist, benutze Moxa an der anderen Seite. Dies wird als Dreieck-Moxa-Methode bezeichnet.

25) HOU YIN (Anus)

(1) **Schmerzende Hämorrhoiden:** Nadle/moxe *Cheng Shan* (Bl 57) und *Chang Qiang* (LG 1).

(2) **Hämorrhoidenschmerz:** Nadle/moxe *Cheng Jin* (Bl 56), *Fei Yang* (Bl 58), *Wei Zhong* (Bl 40), *Cheng Fu* (Bl 36), *Zhan Zhu* (Bl 2), *Hui Yin* (KG 1), *Shang Qiu* (Mi 5), etc.

(3) **Analprolaps:** Nadle/moxe *Da Chang Shu* (Bl 25), *Bai Hui* (LG 20), *Chang Qiang* (LG 1), *Jian Jing* (Gb 21), *He Gu* (Di 4) und *Qi Chong* (Ma 30).

(4) **Hämorrhoidaltröpfeln:** Stelle einen Teig aus pulverisiertem *Fu Zi* (Radix Praeparatus Aconiti Carmichaeli) und Speichel her. Forme kleine Kuchen und lege einen auf den Anus, zünde Moxakraut an der Spitze des Kuchens an, um das Gebiet leicht zu erwärmen. Wenn der Kuchen austrocknet, wechsle ihn gegen einen frischen aus. Führe dies mehrmals täglich durch, bis die Region flach und weich wird.

> Kommentar: Das Wort, das hier benutzt wird, ist *lou*, das gleiche Wort wie in *beng lou*. Die Bedeutung ist ein Lecken oder eine intermittierende Blutung.

(5) **Explosive/heftige Diarrhö:** Nadle und moxe *Yin Bai* (Mi 1).

(6) **Dysenterie/Diarrhö:** Nadle *Qu Quan* (Le 8), *Tai Xi* (Ni 3), *Tai Bai* (Mi 3), *Pi Shu* (Bl 20), *Xiao Chang Shu* (Bl 27) und *Tai Chong* (Le 3).

(7) **Blut im Stuhl:** Nadle und moxe *Cheng Shan* (Bl 57), *Fu Liu* (Ni 7), *Tai Chong* (Le 3) und *Tai Bai* (Mi 3).

(8) **Faeces nicht kontrolliert (inkontinent):** Moxe *Da Chang Shu* (Bl 25) und *Guan Yuan* (KG 4).

(9) **Blutung nach der Defäkation:** Nadle und moxe *Cheng Shan* (Bl 57), *Jie Xi* (Ma 41), *Tai Bai* (Mi 3) und *Dai Mai* (Gb 26).

(10) **Intestinaler Wind:** Moxe 100 Kegel an der Stelle, an der das Steißbein endet. [*Chang Qiang* (LG 1)]

> Kommentar: Intestinaler Wind meint eine helle Blutung während der Stuhlpassage und ihr vorausgehend.

(11) **Analprolaps; (Anus) nicht kontrahiert:** Moxe sieben Kegel an *Bai Hui* (LG 20) und *Wei Jiu* (Steißbeinspitze); moxe am Nabel so viele Kegel wie die Person Jahre alt ist.

(12) **Blutende Hämorrhoiden:** Moxe *Cheng Shan* (Bl 57) und *Fu Liu* (Ni 7).

(13) **Langwierige Hämorrhoiden:** Moxe *Er Bai* (ein Extrapunkt für Hämorrhoiden, der 4 cun oberhalb der Karpalfalte an beiden Seiten der Flexor carpi radialis-Sehne lokalisiert ist, d. h. zwei Punkte an jedem Arm), *Cheng Shan* (Bl 57) und *Chang Qiang* (LG 1).

(14) **Hämorrhoiden-Moxa-Methode, abseits der obigen Behandlungen:** Moxe am Nabelzentrum und beidseits ein Zoll vom Nabelzentrum entfernt. Moxe an jedem Punkt sieben Kegel.

KAPITEL 3

Verschiedenartige Zustände

1) FENG (Wind)

(1) **Wind-Schlaganfall mit reichlich Schleim, die Stimme ist krächzend:** *Qi Hai* (KG 6), *Guan Yuan* (KG 4). Moxe jeweils 200–300 Kegel. Es wird wahrscheinlich eine Reaktion (auf diese Behandlung) geben.

(2) **Plötzlicher Wind-Schlaganfall mit Abweichung des Mundes und Speichelfluß:** Moxe *Ting Hui* (Gb 2), *Jia Che* (Ma 6), *Di Cang* (Ma 4), *Bai Hui* (LG 20), *Jian Yu* (Di 15), *Qu Chi* (Di 11), *Feng Shi* (Gb 31), *Zu San Li* (Ma 36), *Xuan Zhong* (Gb 39), die untere Grenze der Haarlinie vor dem Ohr, *Da Zhui* (LG 14), *Feng Chi* (Gb 20), etc.

(3) **Wind-Schlaganfall mit nach oben starrenden Augen (in den Kopf zurückrollend):** Moxe *Si Zhu Kong* (3E 23), den zweiten und den fünften Wirbel, jeweils 7 Kegel. Zünde sie gleichzeitig an.

(4) **Abweichung von Mund und Augen:** Moxe *Ting Hui* (Gb 2), *Jia Che* (Ma 6), *Di Cang* (Ma 4). Finde die Vertiefung in der Mitte der Wangen; wenn der Mund nach einer Seite verzogen ist, moxe die Wange in dieser Vertiefung auf der anderen Seite und umgekehrt.

(5) **Einseitige Paralyse (Hemiplegie):** Moxe *Bai Hui* (LG 20), *Xin Hui* (LG 22), *Feng Chi* (Gb 20), *Jian Yu* (Di 15), *Qu Chi* (Di 11), *He Gu* (Di 4), *Huan Tiao* (Gb 30), *Zu San Li* (Ma 36), *Feng Shi* (Gb 31) und *Jue Gu* (Gb 39).

(6) **Mund still; kann nicht sprechen (Kieferstarre):** Nadle *Ren Zhong* (LG 26), *He Gu* (Di 4), *Jia Che* (Ma 6) und *Bai Hui* (LG 20); oder moxe *Yi Feng* (3E 17).

(7) **Unfähig zu sprechen:** Nadle *Ya Men* (LG 15), *Ren Zhong* (LG 26), *Tian Tu* (KG 22), *Yong Quan* (Ni 1), *Shen Men* (He 7), *Zhi Gou* (3E 6), *Feng Fu* (LG 16), etc.

(8) **Rücken verdreht, als ob er brechen würde (Opisthotonus):** Nadle *Ya Men* (LG 15) und *Feng Fu* (LG 16).

(9) **Wind-Epilepsie/plötzliche Epilepsie:** Nadle/moxe *Feng Chi* (Gb 20), *Bai Hui* (LG 20), *Chi Ze* (Lu 5) und *Shao Chong* (He 9).

(10) **Vorzeichen eines Wind-Schlaganfalls der *fu* Hohlorgane:** Die vier Extremitäten sind brennend und wund über einen langen Zeitraum bevor es wieder abklingt. Dies ist ein Anzeichen für einen Wind-Schlaganfall der Eingeweide. Im Falle dieses Symptoms moxe *Bai Hui* (LG 20), *Qu Chi* (Di 11), *Feng Shi* (Gb 31), *San Li* (Ma 36) und *Jue Gu* (Gb 39).

(11) **Vorzeichen eines Wind-Schlaganfalls in den *zang*-Organen:** Die Person wird sich immer unruhig fühlen, der Geist ist nicht reguliert oder ruhig und die vier Extremitäten sind taub. In diesem Fall moxe *Bai Hui* (LG 20), *Feng Chi* (Gb 20), *Da Zhui* (LG 14), *Jian Jing* (Gb 21), *Qu Chi* (Di 11), *Jian Shi* (Pe 5) und *San Li* (Ma 36).

(12) **Knochen-*bi*:** Nadle und/oder moxe *Tai Xi* (Ni 3) und *Wei Zhong* (Bl 40).

Kommentar: Während *bi* ein anderer Terminus ist, der oft unübersetzt bleibt, bezieht er sich bei #12 bis #16 auf den Wind, der den normalen Fluß von Qi und Blut in verschiedenen Gewebeschichten im Körper obstruiert oder blockiert.

(13) **Sehnen-*bi*:** Nadle und/oder moxe *Tai Chong* (Le 3) und *Yang Ling Quan* (Gb 34).

(14) **Gefäß-*bi*:** Nadle und/oder moxe *Da Ling* (Pe 7) und *Shao Hai* (He 3).

(15) **Fleisch-*bi*:** Nadle und/oder moxe *Tai Bai* (Mi 3) und *San Li* (Ma 36).

(16) **Haut-*bi*:** Nadle und/oder moxe *Tai Yuan* (Lu 9) und *He Gu* (Di 4). Bei *bi*-Erkrankungen ist es passend, eine heiße Nadel zu verwenden, um rasch und wiederholt zu stechen, bis der Patient es fühlen kann. Benutze den empfindlichsten Fleck als Punkt. Es wird angenommen, daß die Akupunktur fortgesetzt werden sollte, bis der Patient anspricht. Der empfindliche Fleck ist immer der Punkt, der benutzt werden soll, es ist nicht erforderlich, reguläre Meridianpunkte anzuwenden.

(17) **Rheumatismus/rheumatoide Arthritis:** Benutze die oben beschriebene Methode, moxe auch 21 Kegel an *a-shi*-Punkt(en) und es wird exzellent wirken.

(18) **Die 100 Gelenke wund und verkrüppelt ohne Sinnesempfindung:** Steche *Jue Gu* (Gb 39) mit einer Dreikantnadel, um etwas Blut freizusetzen.

2) HAN (Kälte)

(1) **Kälte-Verletzung:** Am ersten und zweiten Tag, (wenn) Kopfschmerz und hohes Fieber (besteht), ist es angebracht, *Ju Que* (KG 14), *Shang Wan* (KG 13), *Zhong Wan* (KG 12) mit je 50 Kegeln an jedem (Punkt) zu moxen.

(2) **Kälte-Verletzung mit Kopfschmerz; heiß und kalt:** (Am) ersten Tag nadle *Feng Fu* (LG 16); (am) zweiten Tag nadle *Nei Ting* (Ma 44); (am) dritten Tag nadle *Zu Lin Qi* (Gb 41); (am) vierten Tag nadle *Yin Bai* (Mi 1); (am) fünften Tag nadle *Tai Xi* (Ni 3); (am) sechsten Tag nadle *Zhong Feng* (Le 4). (Wenn die Erkrankung) an der Außenseite (bestehen bleibt), steche die drei Yang-Leitbahn-Punkte. (Wenn die Erkrankung) an der Innenseite (bestehen bleibt), steche die drei Yin-Leitbahn-Punkte. (Wenn) sechs Tage vergangen sind (und das Pathogen) (alle) Leitbahnen passiert hat, (aber noch) kein Schwitzen (besteht), nadle *Qi Men* (Le 14).

Der oben erwähnte erste Tag, zweite Tag etc. beziehen sich nicht notwendigerweise auf die exakte Anzahl der Tage. Wenn das Pathogen im *tai yang* verweilt, (muß man gewöhnlich) *Feng Fu* (LG 16) stechen; im *yang ming* sticht (man gewöhnlich) *Nei Ting* (Ma 44); im *shao yang* sticht man (dann) *Zu Lin Qi* (Gb 41). Wenn eine Woche vorübergeht und das Pathogen durch alle Leitbahnen (Schichten) geht, ohne daß (der Patient) schwitzt, punktiere *Qi Men* (Le 14). Bei der Behandlung von Kälte-Verletzung (verwendet man) keine anderen als die drei großen Methoden Schwitzen, Erbrechen und Abführen. Heute werden wir mit diesen folgendermaßen umgehen:

(3) **Kälte-Verletzung mit nicht remittierendem hohen Fieber:** Nadle *Qu Chi* (Di 11), *Jue Gu* (Gb 39), *Xian Gu* (Ma 43): unterstützende Punkte (können sein) *Er Jian* (Di 2), *Nei Ting* (Ma 44), *Qian Gu* (Dü 2), *Tong Gu* (Bl 66), *Ye Men* (3E 2) und *Xia Xi* (Gb 43).

(4) **Kopfschmerz durch Kälte-Verletzung:** Nadle *Zan Zhu* (Bl 2) und *He Gu* (Di 4).

(5) **Kälte-Verletzung (mit) fehlendem Schwitzen:** Nadle *He Gu* (Di 4), *Fu Liu* (Ni 7), *Wang Gu* (Dü 4), *Yang Gu* (Dü 5), *Xia Xi* (Gb 43), *Li Dui* (Ma 45), *Lao Gong* (Pe 8), *Feng Chi* (Gb 20), *Yu Ji* (Lu 10), *Jing Qu* (Lu 8), *Nei Ting* (Ma 44) und *Er Jian* (Di 2); als Ergänzungspunkte steche die *jing*-Brunnen-Punkte aller 12 Leitbahnen.

Kommentar: Um Schwitzen zu erzeugen, siehe Abschnitt 8 #2 auf Seite 20.

(6) **Kälte-Verletzung (mit) exzessivem Schwitzen:** Nadle *He Gu* (Di 4), *Fu Liu* (Ni 7) und *Nei Ting* (Ma 44).

Kommentar: Um Schwitzen zu beenden, siehe Abschnitt 8 #1 auf Seite 20.

(7) ***Tai yang*-Muster-Kopfschmerz durch Kälte-Verletzung:** Nadle *Tou Wan Gu* (Gb 12) und *Jing Gu* (Bl 64).

(8) ***Yang ming*-Muster-Kopfschmerz durch Kälte-Verletzung:** Nadle *He Gu* (Di 4) und *Chong Yang* (Ma 42).

(9) ***Shao yang*-Muster-Kopfschmerz durch Kälte-Verletzung:** Nadle *Yang Chi* (3E 4), *Qiu Xu* (Gb 40), *Feng Fu* (LG 16) und *Feng Chi* (Gb 20).

(10) **Kälte-Verletzung-Brustkorbblockierung:** Massiere (reibe) zuerst die linke Seite der schmerzhaften Zone unterhalb des Schwertfortsatzes; danach punktiere die linke Seite mit filiformen Nadeln; punktiere anschließend *Zhi Gou* (3E 6) und *Jian Shi* (Pe 5) auf der rechten Seite. Wiederhole die ganze Prozedur auf der rechten Seite wie oben beschrieben. (Wenn der Patient) langsam und ruhig atmet, beende die Nadelung. Die Wirkung folgt unmittelbar.

(11) **Kälte-Verletzung, Yin-Zustand-Bauchschmerz:** Moxe an der Außenseite des kleinen Zehs, am lateralen Ende der proximalsten Falte. Bei einem Mann (benutze die) linke Seite, bei einer Frau die rechte Seite.

(12) **Brustkorbschmerzen durch Kälte-Verletzung:** Nadle *Qi Men* (Le 14) und *Da Ling* (Pe 7).

(13) **Flankenschmerz durch Kälte-Verletzung:** Nadle *Zhi Gou* (3E 6) und *Yang Ling Quan* (Gb 34).

(14) **Körper heiß durch Kälte-Verletzung:** Nadle *Xian Gu* (Ma 43), *Lu Xi* (Kosename für *Tai Xi)* (Ni 3), *Shou San Li* (Di 10), *Fu Liu* (Ni 7), *Xia Xi* (Gb 43), *Gong Sun* (Mi 4), *Tai Bai* (Mi 3), *Wei Zhong* (Bl 40) und *Yong Quan* (Ni 1).

(15) **Heiß und kalt durch Kälte-Verletzung:** Nadle *Feng Chi* (Gb 20), *Shao Hai* (He 3), *Yu Ji* (Lu 10), *Shao Chong* (He 9), *He Gu* (Di 4), *Fu Liu* (Ni 7), *Zu Lin Qi* (Gb 41) und *Tai Bai* (Mi 3).

(16) **Langwieriges Residualfieber durch Kälte-Verletzung:** Nadle *Qu Chi* (Di 11), *Zu San Li* (Ma 36), *He Gu* (Di 4), *Nei Ting* (Ma 44) und *Tai Chong* (Le 3).

(17) **Obstipation durch Kälte-Verletzung:** Nadle *Zhao Hai* (Ni 6) und *Zhang Men* (Le 13).

(18) **Nicht frei fließender Urin durch Kälte-Verletzung:** Nadle *Yin Gu* (Ni 10) und *Yin Ling Quan* (Mi 9).

(19) **Manie durch Kälte-Verletzung:** Nadle *Bai Lao* (EX-HN-15, Extrapunkt), *Jian Shi* (Pe 5), *He Gu* (Di 4) und *Fu Liu* (Ni 7).

(20) **Kälte-Verletzung; menschlicher Angelegenheiten nicht bewußt (Bewußtseinsverlust):** Nadle *Zhong Zhu* (3E 3) und *Zu San Li* (Ma 36).

(21) **Yin-Toxine (potentiell gefährlich) durch Kälte-Verletzung:** Moxe 200 bis 300 Kegel am Nabel; moxe außerdem 200 bis 300 Kegel an *Qi Hai* (KG 6) und *Guan Yuan* (KG 4).

(22) **Yin-Muster, geschrumpfter (zusammengezogener) Penis durch Kälte-Verletzung:** Mit Hilfe eines Assistenten, um ihn aufrecht zu halten, moxe 3 Kegel an der Öffnung.

(23) **Kälte-Verletzung; Verschwinden der 6 Pulse:** Moxe *Fu Liu* (Ni 7), *He Gu* (Di 4), *Zhong Ji* (KG 3), *Zhi Gou* (3E 6), *Ju Que* (KG 14) und *Qi Chong* (Ma 30).

(24) **Inversionsfrieren von Händen und Füßen:** Moxe *Da Du* (Mi 2).

(25) **Zurückkehrende Hitze nach dem Abklingen von Fieber bei einer Kälte-Verletzung:** Nadle *Feng Men* (Bl 12), *He Gu* (Di 4), *Xing Jian* (Le 2) und *Jue Gu* (Gb 39).

(26) **Kummer, Angst durch Kälte-Verletzung:** Nadle *Tai Chong* (Le 3), *Nei Ting* (Ma 44), *Shao Chong* (He 9) und *Tong Li* (He 5).

(27) **Kälte-Verletzung, Nackensteife; Augen geschlossen:** Nadle *Feng Men* (Bl 12), *Wei Zhong* (Bl 40), *Tai Chong* (Le 3), *Nei Ting* (Ma 44), *Zu San Li* (Ma 36) und *San Yin Jiao* (Mi 6).

(28) **Opisthotonus:** Nadle zuerst *Tian Tu* (KG 22); als nächstes nadle *Shan Zhong* (KG 17), *Tai Chong* (Le 3), *Gan Shu* (Bl 18), *Wei Zhong* (Bl 40), *Kun Lun* (Bl 60), *Da Zhui* (LG 14) und *Bai Hui* (LG 20).

(29) **Akupunkturmethode der 59 Wirbel bei Fällen von Hitze-Erkrankung durch Kälte-Verletzung:** Die Anwendung der fünf Punkte, die auf den fünf Linien der Kopfhaut (von medial nach lateral) lokalisiert sind, wird eingesetzt, um rebellierende Hitze der verschiedenen Yang-Meridiane zu kontrollieren. Die Zentrallinie am Kopf (besteht aus) *Shang Xing* (LG 23), *Xin Hui* (LG 22), *Qian Ding* (LG 21), *Bai Hui* (LG 20) und *Hou Ding* (LG 19). (Diese werden) flankiert von *tai yang jing Cheng Guang* (Bl 6), *Tong Tian* (Bl 7), *Luo Que* (Bl 8), *Yu Zhen* (Bl 9) und *Tian Zhu* (Bl 10). Wiederum flankiert von *shao yang jing Tou Lin Qi* (Gb 15), *Mu Chuang* (Gb 16), *Zheng Ying* (Gb 17), *Cheng Ling* (Gb 18) und *Nao Kong* (Gb 19). Um Hitze in der Mitte abzuleiten, verwende *Da Zhu*

(Bl 11), *Du Shu* (Bl 16), *Que Pen* (Ma 12) und *Bei Shu* (ein anderer Name für *Feng Men* [Bl 12]), *Qi Chong* (Ma 30), *Zu San Li* (Ma 36), *Shang Ju Xu* (Ma 37) und *Xia Ju Xu* (Ma 39) werden jeweils benutzt, um Hitze aus dem Magen zu klären.

3) SHI (Nässe)

Bei Nässe-Erkrankungen benutze Moxibustion. Dies wird den freien Fluß in den Meridianen und die Qi-Zirkulation in den Leitbahnen fördern. Nur bei *bi*-Syndromen und Nässe-Hitze-Fällen, Pilzbefall der Zehen und Schlaffheits-(*wei*) Syndromen ist die Benutzung von Nadeln vorzuziehen.

4) HUO (Feuer)

(1) **Knochendampfen, konsumierende Hitze:** Moxe *San Li* (Ma 36) und *Gao Huang Shu* (Bl 43); wenn die Person noch nicht abgemagert oder deformiert ist, moxe *Hua Xue* (Bl 17 und Bl 19).

(2) **Körper heiß, festsitzender Husten:** Moxe *Po Hu* (Bl 42).

(3) **Große Hitze beider Hände wie auf Feuer:** Moxe 3–5 Kegel an *Yong Quan* (Ni 1).

(4) **Trockene Frontzähne durch Knochendampf-Erkrankung:** Moxe *Da Zhui* (LG 14).

(5) **Körper heiß wie Feuer, Füße frostig wie Eis:** Moxe *Yang Fu* (Gb 38).

(6) **Herzstörung:** Nadle *Shen Men* (He 7), *Yang Xi* (Di 5), *Wan Gu* (Dü 4), *Shao Shang* (Lu 11), *Jie Xi* (Ma 41), *Gong Sun* (Mi 4), *Tai Bai* (Mi 3) und *Zhi Yin* (Bl 67).

(7) **Aufregung und Durst; Hitze im Herzen:** Nadle *Qu Ze* (Pe 3).

(8) **Herzstörung und -rasen:** Nadle *Yu Ji* (Lu 10).

(9) **Leerestörung, trockener Mund:** Nadle oder moxe *Fei Shu* (Bl 13).

(10) **Aufregung, Beklemmung, kann sich nicht hinlegen:** Nadle oder moxe *Tai Yuan* (Lu 9), *Gong Sun* (Mi 4), *Yin Bai* (Mi 1), *Fei Shu* (Bl 13), *Yin Ling Quan* (Mi 9) und *San Yin Jiao* (Mi 6).

> Kommentar: Das chinesische Wort *men* wird hier als Beklemmung übersetzt. *Men* legt das Bild von etwas nahe, das fest zugedeckt, erstickt und eingeschlossen ist. Es kann auch als stickig übersetzt werden.

(11) **Magen-Hitze; kann nicht essen:** Nadle oder moxe *Xia Lian* (Di 8).

(12) **Somnolenz mit Abneigung zu sprechen:** Nadle oder moxe *Ge Shu* (Bl 17).

(13) **Magen-Hitze:** Nadle oder moxe *Jue Gu* (Gb 39).

5) NEI SHANG (Innere Verletzung)

(1) **Magenschwäche; Gleichgültigkeit gegenüber Essen und Trinken:** Nadle und moxe *Zu San Li* (Ma 36) und *San Yin Jiao* (Mi 6).

(2) **Üble Hitze im Dreifachen Erwärmer; kein Verlangen zu essen:** Moxe *Guan Yuan* (KG 4).

(3) **Kein Gedanken an Essen oder Trinken:** Blute *Ran Gu* (Ni 2).

(4) **Hunger, aber unfähig zu essen; Nahrung und Getränke wollen die Kehle nicht hinunterrutschen:** Nadle und moxe *Zhang Men* (Le 13) und *Qi Men* (Le 14).

(5) **Appetit reduziert, Herz und Abdomen aufgebläht und gedehnt; Gesicht verwelkt und gelblich:** [Dies ist eine Art Ascariasis, die von Moskitos verbreitet wird, wo Reis wächst. Sie attackiert die Leber. Sie tritt in China noch auf dem Lande auf. Eine Person, die an ihr leidet, hat einen wachsartigen Teint und ist ausgezehrt bis auf den extrem aufgeblähten Bauch.] Nadle und moxe *Zhong Wan* (KG 12).

(6) **Viel Essen; der Körper bleibt mager:** Wähle zuerst *Pi Shu* (Bl 20) und später *Zhang Men* (Le 13) und *Tai Chang* (Kosename für KG 12).

(7) **Nahrung steigt nicht ab; Zwerchfellblockade; kein freier Fluß:** Übel in Magen und Abdomen: Nadle und moxe *Shang Wan* (KG 13) und *Xia Wan* (KG 10).

(8) **Magenerkrankung; Nahrung fließt nicht nach unten:** Nadle und moxe *Zu San Li* (Ma 36).

(9) **Erbrechen der Nahrung, die eine Nacht zuvor gegessen wurde, Säureregurgitation und lärmender, verstimmter Magen:** Benutze *Zhang Men* (Le 13) und *Shen Lan* (Extrapunkt, keine Bezugsquellen verfügbar).

6) XU LAO (Leere-Belastungssyndrom)

(1) **Die fünf konsumierenden Erkrankungen:** Nadle und/oder moxe *Zu San Li* (Ma 36).

(2) **Körper heiß, festsitzender Husten:** Nadle und/oder moxe *Po Hu* (Bl 42).

(3) **Leere-Belastungssyndrom, dampfende Knochen, Nachtschweiß:** Nadle und/oder moxe *Yin Xi* (He 6).

(4) **Insuffizientes Wahres Qi:** Moxe *Qi Hai* (KG 6).

(5) **100 Typen (jede Art) von Leere-Belastungssyndrom:** Moxe *Gao Huang Shu* (Bl 43), *Si Hua Xue* (Bl 17 und Bl 19) und *Yao Shu* (LG 2). Diese Behandlung eignet sich am besten für Patienten mit Leere des Yang-Qi.

7) KE CHUAN (Husten und Giemen, Dyspnoe)

(1) **Husten mit Schleim:** Nadle oder moxe *Tian Tu* (KG 22), *Fei Shu* (Bl 13) und *Feng Long* (Ma 40).

(2) **Husten mit aufsteigendem Qi und viel Erbrechen von frostigem Schleim:** Moxe 50 Kegel an *Fei Shu* (Bl 13).

(3) **Husten, heisere Stimme, rauher Hals:** Nadle und/oder moxe *Tian Tu* (KG 22).

(4) **Langanhaltender Ärger mit Husten und Giemen, unmöglich zu schlafen:** Moxe *Gao Huang Shu* (Bl 43).

(5) **Langwieriger Husten:** Moxe *Fei Shu* (Bl 13) und *Gao Huang Shu* (Bl 43).

(6) **Kälte-Verletzung, schwerer Husten:** Moxe 14 Kegel an *Tian Tu* (KG 22).

(7) **Dyspnoe-Spannung:** Moxe *Fei Shu* (Bl 13), *Tian Tu* (KG 22) und *Zu San Li* (Ma 36).

(8) **Asthmatisches Giemen:** Moxe alle folgenden Punkte: *Fei Shu* (Bl 13), *Tian Tu* (KG 22), *Shan Zhong* (KG 17), *Fei Shu* (Bl 13), *Xuan Ji* (KG 21), *Shu Fu* (Ni 27), *Ru Gen* (Ma 18) und *Qi Hai* (KG 6).

(9) **Husten, Giemen; unfähig sich hinzulegen:** Nadle *Yun Men* (Lu 2) und *Tai Yuan* (Lu 9).

(10) **Dumpfes Giemen, Schleim-Fülle:** Nadle *Tai Xi* (Ni 3) und *Feng Long* (Ma 40).

(11) **Gegenläufiges Qi mit fauligem Geruch:** Nadle *Shan Zhong* (KG 17), *Zhong Wan* (KG 12), *Fei Shu* (Bl 13), *Zu San Li* (Ma 36) und *Xing Jian* (Le 2).

(12) **Gegenläufiges Qi:** Moxe *Zhong Wan* (KG 12), *Shan Zhong* (KG 17), *Qi Men* (Le 14) und *Guan Yuan* (KG 4); moxe auch *Zhi Gu Xue,* einen Extrapunkt, der 1 cun unterhalb des Zentrums der Brustwarze im 5. Interkostalraum zu finden ist.

(13) **Unstillbarer Husten durch entgegengesetzten Fluß:** Moxe *Ru Gen* (Ma 18) mit 2 Kegeln oder moxe *Qi Hai* (KG 6) oder *Da Zhui* (LG 14) mit der gleichen Anzahl Kegel wie das Lebensalter ist. Wenn der Patient nur in einer seitlichen Position liegend schlafen kann und nicht am Rücken liegen oder schlafen, dann moxe *San Yin Jiao* (Mi 6). Benutze die linke Seite, wenn der Patient nur auf der rechten Seite liegen kann und umgekehrt.

(14) **Husten:** Nadle und/oder moxe *Lie Que* (Lu 7), *Jing Qu* (Lu 8), *Chi Ze* (Lu 5), *Zu San Li* (Ma 36), *Kun Lun* (Bl 60), *Fei Shu* (Bl 13) etc.

(15) **Husten mit in die Flanken ausstrahlendem Schmerz:** Nadle oder moxe *Gan Shu* (Bl 18).

(16) **Husten mit Schmerz in der Lendenwirbelsäule:** Nadle *Yu Ji* (Lu 10).

(17) **Technik, um Asthma vollständig zu beenden:** Benütze ein Stück Seil, mache eine Schlinge und lege sie über den Nacken. Befestige die Schlinge, daß sie gerade um die Mitte des Nackens paßt und messe das Ende des Seils bis zum Schwertbeinfortsatz ab. Anschließend ziehe das Ende des Seils unter Beibehaltung dieses Maßes herum auf die Rückseite des Nackens und dort, wo es an jeder Seite die Haut berührt, ist die Stelle, an der gemoxt wird.

> Kommentar: Diese Lokalisation klingt wie eine alte Methode, *Ding Chuan* aufzufinden, den Extrapunkt, der 0,5 bis 1 cun lateral des Processus spinosus des 7. Halswirbels liegt.

8) OU TU (Erbrechen)

(1) **Neigung, bittere Flüssigkeit zu erbrechen:** Nadle *Zu San Li* (Ma 36) und *Yang Ling Quan* (Gb 34).

(2) **Erbrechen; Nahrung nicht verdaut/transformiert:** Nadle oder moxe *Shang Wan* (KG 13), *Zhong Wan* (KG 12) und *Xia Wan* (KG 10).

(3) **Magenreflux:** Moxe 100 Kegel an *Gao Huang Shu* (Bl 43); moxe 7 Kegel an *Shan Zhong* (KG 17) und *Zu San Li* (Ma 36); moxe auch *Jian Jing* (Gb 21) mit 5–7 Kegeln.

(4) **Morgendliche Nahrung am Abend erbrochen:** Moxe *Xin Shu* (Bl 15), *Ge Shu* (Bl 17), *Shan Zhong* (KG 17), *Ju Que* (KG 14) und *Zhong Wan* (KG 12).

(5) **Fünf Verengungen; fünf Rülpser:** Nadle und/oder moxe *Tian Tu* (KG 22), *Shan Zhong* (KG 17), *Xin Shu* (Bl 15), *Shang Wan* (KG 13), *Zhong Wan* (KG 12), *Xia Wan* (KG 10), *Pi Shu* (Bl 20), *Wei Shu* (Bl 21), *Tong Guan* (keine Quellenangaben verfügbar), *Zhong Wan* (KG 12), *Da Ling* (Pe 7) und *Zu San Li* (Ma 36).

> Kommentar: Es sind keine Quellenangaben verfügbar, die dieses Konzept beschreiben, aber eine Analyse der Punkte weist hin auf eine Behandlung von gegenläufigem und gebundenem Qi möglicherweise durch Nahrungsstagnation.

(6) **Erbrechen, unfähig zu essen:** Nadle und/oder moxe unter diesen: *Qu Ze* (Pe 3), *Tong Li* (He 5), *Lao Gong* (Pe 8), *Yang Ling Quan* (Gb 34), *Tai Xi* (Ni 3), *Zhao Hai* (Ni 6), *Tai Chong* (Le 3),

Da Du (Mi 2), *Yin Bai* (Mi 1), *Tong Gu* (Ni 20), *Wei Shu* (Bl 21) und *Fei Shu* (Bl 13).

(7) **Würgen durch entgegengesetzten Fluß:** Nadle oder moxe *Da Ling* (Pe 7).

(8) **Erbrechen von fötidem Material:** Nadle *Tai Yuan* (Lu 9).

(9) **Trockene schwere Atemzüge ohne Intensität aber unaufhörlich:** Moxe 3 Kegel an *Chi Ze* (Lu 5) und *Da Ling* (Pe 7).

9) ZHANG MAN (Blähung und Völle)

(1) **Abdomen innen geschwollen und gebläht:** Nadle oder moxe *Nei Ting* (Ma 44).

(2) **Einfache abdominelle Blähungen:** Nadle *Shui Fen* (KG 9) 1½ *cun,* moxe *Fu Liu* (Ni 7) mit 50 Kegeln, moxe *San Yin Jiao* (Mi 6) und nadle *Fu Liu* (Ni 7), *Zhong Feng* (Le 4) und *Gong Sun* (Mi 4).

(3) **Blähungen und Völle:** Nadle oder moxe *Zhong Wan* (KG 12) und *San Li* (Ma 36). Bei jedem Fall von Blähungen wähle stets *San Li* (Ma 36), da Blähungen (den Gebrauch dieses) Punkt(s) verlangen. Wähle auch *Zhong Wan* (KG 12) und *Qi Hai* (KG 6). Nadle oder moxe diese Punkte.

(4) **Herz und Abdomen gebläht und voll:** Nadle oder moxe *Jue Gu* (Gb 39) oder *Nei Ting* (Ma 44).

(5) **Magen und Abdomen geschwollen und gebläht mit lauten Winden:** Nadle *He Gu* (Di 4), *San Li* (Ma 36) und *Qi Men* (Le 14).

(6) **Wasser-Schwellung:** Wähle *Pian Li* (Di 6).

(7) **Schwellung und Blähungen:** Nadle bis zu einer Tiefe von 2 *cun* und 2 *fen* genau oberhalb, unterhalb, rechts und links vom Nabel.

(8) **Abdomen hart und groß:** Nadle und/oder moxe *San Li* (Ma 36), *Yin Ling Quan* (Mi 9), *Qiu Xu* (Gb 40), *Jie Xi* (Ma 41), *Qi Men* (Le 14), *Chong Yang* (Ma 42), *Shui Fen* (KG 9), *Shen Que* (KG 8) und *Pang Guang Shu* (Bl 28).

(9) **Unteres Abdomen gebläht und voll:** Nadle *Zhong Feng* (Le 4), *Ran Gu* (Ni 2), *Nei Ting* (Ma 44) und *Da Dun* (Le 1).

10) FU ZHONG (Oberflächliche Ödeme)

(1) **Trübe Säfte (im) Körper führen zu Ödemen, aufgeblasenem und vergrößerten Gesicht:** Nadle *Qu Chi* (Di 11), *He Gu* (Di 4), *San Li* (Ma 36), *Nei Ting* (Ma 44), *Xing Jian* (Le 2) und *San Yin Jiao* (Mi 6). Moxe 3 Kegel an *Huai Xia* (unterhalb dem Knöchel), einem Extrapunkt, der unterhalb des Malleolus medialis an der Grenze von roter und weißer Haut zu finden ist.

(2) **Oberflächliche Ödeme der vier Extremitäten, des Gesichts und der Augen:** Nadle *Zhao Hai* (Ni 6), *Ren Zhong* (LG 26), *He Gu* (Di 4), *San Li* (Ma 36), *Jue Gu* (Gb 39), *Qu Chi* (Di 11), *Zhong Wan* (KG 12), *Wan Gu* (Dü 4), *Pi Shu* (Bl 20), *Wei Shu* (Bl 21), *Da Chang Shu* (Bl 25), *Pang Guang Shu* (Bl 28) und *San Yin Jiao* (Mi 6).

(3) **Oberflächliche Ödeme, Schwellung und Blähungen:** Nadle und/oder moxe *Pi Shu* (Bl 20), *Wei Shu* (Bl 21), *Da Chang Shu*

(Bl 25), *Pang Guang Shu* (Bl 28), *Shui Fen* (KG 9), *Zhong Wan* (KG 12), *San Li* (Ma 36) und *Xiao Chang Shu* (Bl 27).

(4) **Wasser-Schwellung und Qi-Aufblähung und Völle:** Nadle *Fu Liu* (Ni 7) und *Shen Que* (KG 8).

Kommentar: Obwohl es der Text nicht erwähnt, ist es klassischerweise verboten, *Shen Que,* im Nabel lokalisiert, zu nadeln. Möglicherweise ist es eine Übersicht und der Text sollte so gelesen werden, daß der Punkt gemoxt werden soll.

(5) **Vier Extremitäten, auch Gesicht, Brustkorb, Abdomen oder jede Art oberflächlicher Ödeme oder geschwollener Zustände:** Moxe 100 Kegel an *Shui Fen* (KG 9) und *Qi Hai* (KG 6).

11) JI JU (Akkumulationen und Knoten)

(1) **Herz-Stagnation, Knoten, fluktuierender Balken:** Nadle und/oder moxe *Shang Wan* (KG 13) und *San Li* (Ma 36).

Kommentar: Fluktuierender Balken bezieht sich auf einen Zustand, bei dem sich eine Masse zwischen dem Nabel und dem Schwertfortsatz befindet, die hart und vertikal ist wie ein Dachbalken. Einer der *wu ji* oder fünf Knoten oder Stagnationen.

(2) ***Fei qi*-Lungen-Knoten (aka) *xi ben*, umgedrehte Tasse:** Nadle oder moxe *Ju Que* (KG 14) und *Qi Men* (Le 14).

Kommentar: Einer der *wu ji* oder fünf abdominalen Knoten, die durch die Entsprechungen der fünf Phasen kategorisiert werden. Für eine vollständigere Diskussion siehe

„Wu Ji, The Five Accumulations“ von Bob Flaws, *Australian Journal of Acupuncture*, # 14, Dez. ’90, Seite 5-8.

(3) **Nieren-Akkumulation, rennendes Ferkel:** Nadle oder moxe *Zhong Ji* (KG 3). Moxe auch 100 Kegel an *Qi Hai* (KG 6), 3 Kegel an *Qi Men* (Le 14) und 5 Kegel an *Du Yin* ([EX-LE-11] Extrapunkt, siehe Seite 48, #8 zur Lokalisation).

Kommentar: Rennendes Ferkel ist eine Übersetzung für sowohl den Terminus *ben tun* als auch für *shen ji*, einen der fünf Akkumulationen, von denen mehrere in diesem Abschnitt beschrieben werden. Diese Begriffe beschreiben einen Zustand, bei dem es einen Knoten oder eine Akkumulation „geformt wie ein Ferkel“ manchmal oberhalb und manchmal unterhalb des Nabels gibt, mit Schmerz, der sich über das ganze Abdomen und manchmal nach oben bis gerade unterhalb des Herzens erstreckt, kalten Extremitäten, Palpitationen und unvorhersehbarer Hitze und Kälte. Dies kann auf Nieren-Qi-Mangel, sexuelle Erschöpfung, Akkumulation von schädlicher Kälte oder Stagnation durch *shan* zurückzuführen sein.

(4) **Qi-Knoten, fröstelndes Qi:** Moxe *Qi Hai* (KG 6).

(5) **Unter dem Herzen (Epigastrium) kalt wie Eis:** Nadle und moxe *Zhong Wan* (KG 12) und *Bai Hui* (LG 20).

(6) **Schleim-Stagnation wird zu einem Knoten:** Moxe 100 Kegel an *Fei Shu* (Bl 13), 3 Kegel an *Qi Men* (Le 14).

(7) **Untere abdominale Knoten oder Akkumulationen:** Moxe so viele Kegel wie der Patient Jahre alt ist an *Shen Shu* (Bl 23), an *Fei Shu* (Bl 13), *Da Chang Shu* (Bl 25), *Gan Shu* (Bl 18) und *Tai Chong* (Le 3) moxe jeweils 10 Kegel.

(8) **Im Inneren des Abdomens Knoten oder Akkumulationen; Qi bewegt sich auf und ab:** Moxe 100 Kegel an *Zhong Ji* (KG 3). Moxe 3 Kegel an *Xuan Shu* (LG 5), der unterhalb des 13. Wirbels lokalisiert ist.

Kommentar: Dies beschreibt einen Zustand, bei dem sich der Patient fühlt, als würde etwas im Zentrum seines Rumpfes feststecken, und das Qi muß sich deshalb an den Seiten nach oben und unten bewegen.

(9) **Abdomineller Knoten:** Plaziere eine Nadel jeweils an der Spitze, im Zentrum und am Fuße des Klumpens selbst und moxe auch an jeder Stelle 14–21 Kegel. Bei einer anderen Behandlung moxe viele Kegel am abdominellen Knoten-Punkt, der unterhalb des 11. Wirbels und 3½ *cun* außerhalb lokalisiert ist.

12) HUANG DAN (Gelbsucht)

(1) **Gelbsucht:** Nadle und/oder moxe *Zhi Yang* (LG 9), *Bai Lao* (Extrapunkt EX-HN-15, siehe Seite 36, Abschnitt 5, #2), *San Li* (Ma 36) und *Zhong Wan* (KG 12).

(2) **Nahrungsgelbsucht:** Nadle *San Li* (Ma 36), *Shen Men* (He 7), *Jian Shi* (Pe 5) und *Lie Que* (Lu 7).

(3) **Alkohol-(Wein)-Gelbsucht:** Nadle *Gong Sun* (Mi 4), *Dan Shu* (Bl 19), *Zhi Yang* (LG 9), *Wei Zhong* (Bl 40), *Wan Gu* (Dü 4), *Zhong Wan* (KG 12), *Shen Men* (He 7) und *Xiao Chang Shu* (Bl 27).

(4) **Gelbsucht durch Belastungssyndrom bei Frauen:** *Gong Sun* (Mi 4), *Guan Yuan* (KG 4), *Zhi Yang* (LG 9), *Shen Shu* (Bl 23) und *Ran Gu* (Ni 2); moxe alle mit 3 Kegeln.

(5) **Moxamethode für 36 Arten von Gelbsucht:** Moxe zuerst *Fei Shu* (Bl 13) mit 3 Kegeln, danach moxe *He Gu* (Di 4) mit 3 Kegeln, anschließend moxe *Qi Hai* (KG 6) mit 100 Kegeln; nadle *Zhong Wan* (KG 12).

13) NUE JI (Malaria-Erkrankungen)

Kommentar: Der Terminus *nue* wird gewöhnlich als Malaria ins Deutsche übersetzt. Dieser Begriff kann auch einfach eine Erkrankung bedeuten, bei der das hervorstechende Symptom Fieber und Schüttelfrost im Wechsel ist. Wir haben uns entschlossen, den Terminus im chinesischen *pin yin* zu belassen.

(1) **Langanhaltende *nue*, kann nicht genesen:** Moxe *Da Zhui* (LG 14) und *Fu Liu* (Ni 7).

(2) **Wärme *nue*:** Nadle *Zhong Wan* (KG 12) und *Da Zhui* (LG 14).

(3) **Schleim-*nue* (mit) heiß und kalt:** Nadle *Hou Xi* (Dü 3) und *He Gu* (Di 4).

(4) **Kälte *nue*:** Nadle *San Jian* (Di 3).

(5) ***Nue* mit viel Hitze (Fieber) und wenig Kälte (Schüttelfrost):** Nadle und/oder moxe *Jian Shi* (Pe 5) und *San Li* (Ma 36).

(6) ***Nue* mit viel Kälte (Schüttelfrost) und wenig Hitze (Fieber):** Moxe *Fu Liu* (Ni 7) und *Da Zhui* (LG 14).

(7) **Langanhaltende *nue*, die nicht heilen will:** Nadle und/oder moxe *Gong Sun* (Mi 4), *Nei Ting* (Ma 44) und *Li Dui* (Ma 45).

(8) **Fuß-*tai yang nue*, zuerst kalt (Schüttelfrost), dann heiß (Fieber) mit unkontrollierbarem Schwitzen:** Wähle *Jin Men* (Bl 63).

(9) **Fuß-*shao yang nue* mit sowohl Fieber und Schüttelfrost, heftiges Herzschlagen, exzessives Schwitzen:** Behandle *Xia Xi* (Gb 43).

(10) **Fuß-*yang ming nue*, langdauernde Kälte (Schüttelfrost), danach Hitze (Fieber); profuses Schwitzen; der Patient möchte dem Licht und der Hitze eines Feuers ausgesetzt sein:** Behandle *Chong Yang* (Ma 42).

(11) **Fuß-*tai yin nue* mit Schwitzen, Brechneigung. Nach dem Erbrechen kommt die Erschöpfung:** Behandle *Gong Sun* (Mi 4).

(12) **Fuß-*shao yin nue* mit extremem Erbrechen; man fühlt sich als ob man sterben müsse; Verlangen, an einem einsamen Ort zu sein:** Nadle *Da Zhong* (Ni 4).

Kommentar: Die Bedeutung hier ist, daß die Erkrankung den Geist der Person beeinträchtigt hat.

(13) **Fuß-*jue yin nue* mit Völle im unteren Abdomen und verhinderter Miktion:** Behandle *Tai Chong* (Le 3).

(14) ***Nue mu:*** Nadle und moxe dann *Zhang Men* (Le 13).

Kommentar: Wörtlich Mutter der Malaria, d. h. ein Klumpenglomus tritt bei Malaria-Erkrankungen auf.

14) WEN YI (Ansteckende oder akute übertragbare Erkrankungen)

(1) **Trockene Cholera:** Pricke mit einer Nadel an *Wei Zhong* (Bl 40) und an den *jing*-Brunnen-Punkten der 10 Finger, um Blut herauszudrücken.

(2) **Cholera mit Erbrechen und Diarrhö, die nicht aufhören; der Patient ist dem Tod nahe:** Moxe 1000 Kegel zwischen folgenden Punkten: *Tian Shu* (Ma 25), *Qi Hai* (KG 6) und *Zhong Wan* (KG 12).

(3) **Darmdrücken, Cholera-Zustand:** Hände und Füße sind taub und kalt, der Bauchschmerz ist nicht auszuhalten. Tauche die Hände in warmes Wasser und sprenkle dieses auf die Hand- und Kniegelenke. Klopfe dann das lokale Gebiet mit deinen Fingern, bis einige schwarze und purpurfarbene Flecken auftauchen. Benutze anschließend eine Nadel, um diese Flecken aufzustechen und das schlechte Blut herauszulassen; der Patient wird sich sofort erholen.

(3) **Cholera mit Erbrechen und Diarrhö (und) verdrehten Sehnen:** Nadle *Zhong Wan* (KG 12), *Yin Ling* (Mi 9), *Cheng Shan* (Bl 57), *Yang Fu* (Gb 38), *Tai Bai* (Mi 3), *Da Du* (Mi 2), *Zhong Feng* (Le 4) und *Kun Lun* (Bl 60).

(4) **Cholera mit trockenem Keuchen:** Moxe 7 Kegel an *Jian Shi* (Pe 5). Wenn es nicht geheilt ist, moxe erneut.

(5) **Cholera mit geistiger Verwirrung und Depression:** Moxe 7 Kegel im Nabelzentrum. Nadle und moxe *Jian Li* (KG 11); nadle

San Jiao Shu (Bl 22), *He Gu* (Di 4), *Tai Chong* (Le 3), *Guan Chong* (3E 1) und *Zhong Wan* (KG 12).

(6) **Plötzlicher und heftiger Ausbruch von Cholera:** Nadle *Da Du* (Mi 2), *Kun Lun* (Bl 60), *Qi Men* (Le 14), *Yin Ling* (Mi 9) und *Zhong Wan* (KG 12).

(7) **Fatale Cholera:** Wenn noch Körperwärme vorhanden ist, moxe 7 Kegel auf dem mit Salz gefüllten Nabel und 7 Kegel auf *Da Dun* (Le 1).

15) DIAN XIAN (Epilepsie)

(1) **Herzkrankheit, Geisteskrankheit oder Demenz:** Nadle und/oder moxe *Zan Zhu* (Bl 2), *Chi Ze* (Lu 5), *Jian Shi* (Pe 5) und *Yang Xi* (Di 5).

(2) **Geisteskrankheit oder Demenz:** Moxe 7 Kegel an *Qu Chi* (Di 11). Dann moxe *Shao Hai* (He 3), *Jian Shi* (Pe 5), *Yang Xi* (Di 5), *Yang Gu* (Dü 5), *Da Ling* (Pe 7), *He Gu* (Di 4), *Yu Ji* (Lu 10), *Wan Gu* (Dü 4), *Shen Men* (He 7), *Ye Men* (3E 2), *Fei Shu* (Bl 13), *Xing Jian* (Le 2) und *Jing Gu* (Bl 64). Moxe 100 Kegel an *Chong Yang* (Ma 42).

(3) **Epilepsie:** Moxe jeweils 7 Kegel an *Bai Hui* (LG 20) und *Shen Men* (He 7); 3 Kegel an *Gui Yan* (Geisteraugen, ein anderer Name für *Yin Bai* [Mi 1] und *Shao Shang* [Lu 11], die zusammen benutzt werden. Siehe #2 im pädiatrischen Abschnitt unten für die Methode); 30 Kegel an *Yang Xi* (Di 5) und *Jian Shi* (Pe 5); 100 Kegel jeweils an *Shen Men* (He 7), *Xin Shu* (Bl 15), *Fei Shu* (Bl 13), und je 7 Kegel an *Shen Mai* (Bl 62), *Chi Ze* (Lu 5), *Tai Chong* (Le 3) und *Qu Chi* (Di 11).

(4) **Fieberwahn:** Nadle und/oder moxe *Tai Yuan* (Lu 9), *Yang Xi* (Di 5), *Xia Jian* (Di 8) und *Kun Lun* (Bl 60).

(5) **Manischer Wahn:** Nadle und/oder moxe *Da Ling* (Pe 7).

(6) **Exzessiver Fieberwahn:** Nadle und/oder moxe *Bai Hui* (LG 20).

(7) **Glückliches Lächeln:** Nadle *Shui Gou* (LG 26), *Lie Que* (Lu 7), *Yang Xi* (Di 5) und *Da Ling* (Pe 7).

Kommentar: Dieser Begriff beschreibt eine Art unaufhörlichen manischen Gekichers.

(8) **Geneigt zu schreien:** Nadle *Bai Hui* (LG 20) und *Shui Gou* (LG 26).

(9) **Todesnaher Wahnsinn:** Nadle *Jian Shi* (Pe 5), *He Gu* (Di 4) und *Hou Xi* (Dü 3).

(10) **Verrücktes Gehen oder Laufen:** Nadle *Feng Fu* (LG 16) und *Yang Gu* (Dü 5).

(11) **Verrückt werden:** Nadle *Shao Hai* (He 3), *Jian Shi* (Pe 5), *Shen Men* (He 7), *He Gu* (Di 4), *Hou Xi* (Dü 3), *Fu Liu* (Ni 7) und *Si Zhu Kong* (3E 23).

(12) **Schwerfällig:** Nadle und/oder moxe *Shen Men* (He 7), *Shao Shang* (Lu 11), *Yong Quan* (Ni 1) und *Xin Shu* (Bl 15).

(13) **Manisch; die Person kann ihre Kleider vom Körper reißen, schreiend herumrennen, auf Dachspitzen klettern und gellend schreien etc.:** Nadle *Shen Men* (He 7), *Hou Xi* (Dü 3) und *Chong Yang* (Ma 42).

(14) **Epilepsie:** Moxe *Tian Jing* (3E 10), *Ju Que* (KG 14), *Bai Hui* (LG 20), *Shen Que* (KG 8), *Yong Quan* (Ni 1) und *Da Zhui* (LG 14); und moxe 3 Kegel unterhalb des 9. Wirbels.

(15) **Ochsen-Epilepsie:** Moxe je 3 Kegel an *Jiu Wei* (KG 15) und *Da Zhui* (LG 14).

> Kommentar: In China denkt man, daß eine Person, die einen epileptischen Anfall hat, wie eine Ziege aussieht/sich verhält/klingt. Die Nummern 15 bis 19 stellen Variationen dieser Idee vor. Spezifische Symptome sind jeweils nicht verfügbar. Dennoch scheint es so, als habe die Hauptvariation mit den Geräuschen zu tun, die die Person während eines Anfalls von sich gibt.

(16) **Pferde-Epilepsie:** Moxe *Pu Shen* (Bl 61), *Feng Fu* (LG 16), das Nabelzentrum, *Jin Men* (Bl 63), *Bai Hui* (LG 20) und *Shen Ting* (LG 24).

(17) **Hunde-Epilepsie:** Moxe 3 Kegel an *Lao Gong* (Pe 8) und *Shen Mai* (Bl 62).

(18) **Hähnchen-Epilepsie:** Moxe *Ling Dao* (He 4) mit 3 Kegeln, nadle *Jin Men* (Bl 63) und moxe je 3 Kegel an *Zu Lin Qi* (Gb 41) und *Nei Ting* (Ma 44).

(19) **Schweine-Epilepsie:** Moxe 3 Kegel jeweils an *Kun Lun* (Bl 60), *Pu Shen* (Bl 61), *Yong Quan* (Ni 1), *Lao Gong* (Pe 8), *Shui Gou [Ren Zhong]* (LG 26), *Bai Hui* (LG 20), *Shuai Gu* (Gb 8), *Wan Gu* (Dü 4) und *Nei Huai Jian* (Innere Knöchelspitze EX-LE-8).

(20) **Die fünf Arten von Epilepsie (die sich mit) Schaum (präsentieren):** Moxe 100 Kegel jeweils an *Hou Xi* (Dü 3), *Shen Men* (He 7), *Xin Shu* (Bl 15) und *Gui Yan* (Geisteraugen, siehe Seite 95 #2). Moxe 3 Kegel an *Jian Shi* (Pe 5).

(21) **Augen nach oben gerollt, ohne Bewußtsein:** Moxe *Xin Hui* (LG 22), *Ju Que* (KG 14) und *Xing Jian* (Le 2).

16) FU REN (Frauen, d. h. Gynäkologie)

(1) **Unregelmäßige Menstruation:** Nadle und/oder moxe *Qi Hai* (KG 6), *Zhong Ji* (KG 3), *Dai Mai* (Gb 26), *Shen Shu* (Bl 23) und *San Yin Jiao* (Mi 6).

(2) **Sehr starke Menstruation, die nicht aufhört:** Nadle *Yin Bai* (Mi 1).

(3) **Die Menses fließt wie Wasser nach unten, kommt zu keiner festgesetzten Zeit an:** Moxe *Guan Yuan* (KG 4).

(4) **Das Hinuntertröpfeln hört nicht auf (prolongierte Menstruation):** Nadle und/oder moxe *Tai Chong* (Le 3) und *San Yin Jiao* (Mi 6).

(5) **Blutlawine (Menorrhagie):** Berücksichtige unter diesen zu wählen und zu nadeln: *Qi Hai* (KG 6), *Da Dun* (Le 1), *Yin Gu* (Ni 10), *Tai Chong* (Le 3), *Ran Gu* (Ni 2), *San Yin Jiao* (Mi 6) oder *Zhong Ji* (KG 3).

(6) **Kein Weihrauch:** Moxe *Guan Yuan* (KG 4) mit 30 Kegeln; man sollte möglicherweise auch *San Yin Jiao* (Mi 6), *Shi Guan* (Ni 18), *Guan Yuan* (KG 4), *Zhong Ji* (KG 3), *Shang Qiu* (Mi 5), *Yong Quan* (Ni 1) und *Zhu Bin* (Ni 9) moxen.

Kommentar: „Kein Weihrauch" ist eine höfliche Art, Infertilität zu beschreiben. Wenn eine Frau schwanger ist, opfern ihre Familie und Freunde in der Kirche des Ortes Weihrauch, um um Schutz und Gesundheit für sie und ihr Kind zu bitten.

(7) **Schlüpfriger Fetus (habitueller Abort):** Moxe 2 *cun* links und rechts von *Guan Yuan* (KG 4) 50 Kegel, moxe möglicherweise 3 *cun* links und rechts von *Zhong Ji* (KG 3).

(8) **Eine schwere Geburt vernichtet, Ausscheiden eines toten Fetus:** Tonisiere *Tai Chong* (Le 3); tonisiere *He Gu* (Di 4); sediere *San Yin Jiao* (Mi 6).

(9) **Quere Entbindung, eine Hand geht voran:** Moxe die Spitze des kleinen Zehs mit 3 Kegeln.

(10) **Die Nachgeburt deszendiert nicht:** Nadle *San Yin Jiao* (Mi 6), *Zhong Ji* (KG 3), *Zhao Hai* (Ni 6), *Nei Guan* (Pe 6) und *Kun Lun* (Bl 60).

(11) **Postpartal anämische Blässe und Schwindel:** Nadle *San Li* (Ma 36), *San Yin Jiao* (Mi 6), *Zhi Gou* (3E 6), *Shen Men* (He 7) und *Nei Guan* (Pe 6).

(12) **Roter und weißer vaginaler Ausfluß:** Moxe *Qu Gu* (KG 2) mit 7 Kegeln und *Tai Chong* (Le 3), *Nei Guan* (Pe 6), *Fu Liu* (Ni 7) und *Tian Shu* (Ma 25) mit 100 Kegeln.

(13) ***Gan xue lao* (eine Art konsumierender Erkrankung bei Frauen, die durch Menostase, rezidivierendes leichtes Fieber und allgemeine Schwäche charakterisiert ist):** Nadle und/oder moxe *Qu Chi* (Di 11), *Zhi Gou* (3E 6), *San Li* (Ma 36) und *San Yin Jiao* (Mi 6).

(14) **Postpartale Erschöpfung:** Nadle und/oder moxe *Bai Lao* (EX-HN-15), *Shen Shu* (Bl 23), *Feng Men* (Bl 12), *Zhong Ji* (KG 3), *Qi Hai* (KG 6) und *San Yin Jiao* (Mi 6).

(15) **Agalaktie:** Moxe *Shan Zhong* (KG 17) und tonisiere *Shao Ze* (Dü 1).

(16) **Postpartaler Blutklumpenschmerz:** Nadle *Qu Quan* (Le 8), *Fu Liu* (Ni 7), *San Li* (Ma 36), *Qi Hai* (KG 6) und *Nei Guan* (Pe 6).

17) XIAO ER KE (Pädiatrie)

(1) **Nabelwind, d. h. Nabeltetanus mit Kieferklemme:** Nadle *Ran Gu* (Ni 2) 3 *fen*, moxe 3 Kegel.

> Kommentar: Eine Tetanusinfektion des Nabels trat in vergangenen Zeiten oft wegen unsauberer chirurgischer Instrumente und mangelndem Wissen über Hygiene auf.

(2) **Schreckepilepsie, d. h. Konvulsionen:** Moxe *Gui Yan,* die Geisteraugen-Punkte (binde die Daumen und großen Zehen von Händen und Füßen zusammen, Seite an Seite und moxe die Vertiefung unter den Nägeln, d. h. *Shao Shang* [Lu 11] und *Yin Bai* [Mi 1]).

(3) **Schreck-Wind, d. h. Konvulsionen:** Nadle *Wan Gu* (Dü 4).

(4) **Analprolaps:** Moxe *Bai Hui* (LG 20) mit 7 Kegeln und *Chang Qiang* (LG 1) mit 3 Kegeln.

(5) **Schreck-Wind, Konvulsionen, kritisch und widerspenstig gegenüber Behandlung:** Moxe unterhalb beider Brustwarzen oberhalb des dunklen Fleisches 3 Kegel.

(6) **Diarrhö, Dysenterie:** Moxe *Shen Que* (KG 8).

(7) **Kälte-Dysenterie:** Moxe 2 *cun* unterhalb des Nabels.

(8) **Erbrechen von Milch:** Moxe 1 *cun*, 6 fen unterhalb *Shan Zhong* (KG 17) und ebenso *Zhong Ting* (KG 16) mit 5 Kegeln.

(9) **Schaumiges Erbrechen und Ohnmacht wie tot:** Moxe *Ju Que* (KG 14) mit 7 Kegeln und *Zhong Wan* (KG 12) mit 50 Kegeln.

(10) **Opisthotonus (gesehen bei Tetanus während Konvulsionen):** Moxe *Bai Hui* (LG 20) mit 7 Kegeln und *Tian Tu* (KG 22) mit 3 Kegeln.

(11) **Nächtliches Schreien:** Moxe *Bai Hui* (LG 20) mit 3 Kegeln.

(12) **Umbilikale Schwellung:** Moxe 3, möglicherweise bis zu 7 Kegel oberhalb des Rückenknochens gegenüber dem Nabel.

(13) **Erosion an Mund und Zahnfleisch mit schlechtem Atem:** Moxe *Lao Gong* (Pe 8), 1 Kegel.

(14) **Einseitige Schwellung und Prolaps der Niere:** Moxe *Guan Yuan* (KG 4) mit 3 Kegeln und *Da Dun* (Le 1) mit 7 Kegeln.

(15) **Wunden an einer Seite des Körpers:** Nadle *Qu Chi* (Di 11), *He Gu* (Di 4), *San Li* (Ma 36), *Jue Gu* (Gb 39) und *Xi Yan* (Ma 35).

(16) **Bettnässen:** *Qi Hai* (KG 6) mit 100 Kegeln moxen, *Da Dun* (Le 1) mit 3 Kegeln.

(17) **Abmagerung, Nahrung wird nicht transformiert:** Moxe *Wei Shu* (Bl 21) und *Chang Gu* (Langes Tal, 2 *cun* an jeder Seite des Nabels) mit 7 Kegeln.

18) YANG ZHONG (Ulzeröse Wunden und Schwellungen)

(1) **Karbunkel, tief verwurzeltes Ulkus, toxische Schwellung:** Moxe oberhalb des Ausgangspunktes der Schwellung 7 Kegel; wenn es schon durchgebrochen ist, kann die mögliche Transformation in Toxine riskant sein, moxe deshalb dringend *Qi Zhu Ma* (Reite-das-Bambuspferd-Punkt; dieser Punkt ist schwer zu lokalisieren; ungefähr $^{1}/_{2}$ *cun* lateral des Processus von Th 10; er muß durch Palpation gefunden werden).

(2) **Furunkulöse Schwellung im Gesicht:** Nadle und/oder moxe *He Gu* (Di 4), *Zu San Li* (Ma 36) und *Shen Men* (He 7).

(3) **Furunkulöse Schwellung an der Hand:** Moxe *Qu Chi* (Di 11).

(4) **Furunkulöse Schwellung am Rücken:** Nadle und/oder moxe *Jian Jing* (Gb 21), *San Li* (Ma 36), *Wei Zhong* (Bl 40), *Lin Qi* (Gb 41), *Xing Jian* (Le 2), *Tong Li* (He 6), *Shao Hai* (He 3) und *Tai Chong* (Le 3), während du gleichzeitig den *Qi Zhu Ma*-Punkt moxibustierst.

(5) **Karbunkel oder tief verwurzeltes Ulkus, das am Rücken hervorbricht und anfangs nicht schmerzhaft ist:** Lege eine Scheibe Knoblauch über die Stelle und kröne sie mit Artemisia-Moxakraut. Wenn da kein Karbunkel ist, wird das Moxen schmerzen. Wenn Schmerz auftritt, moxe so lange, bis der Schmerz aufhört. **Knochenulkus:** Wende Moxibustion 1 *cun* hinter *Jian Shi* (Pe 5) an, so viele Kegel wie der Patient Jahre alt ist.

(6) **Skabieswunden:** Nadle *Fei Shu* (Bl 13), *Shen Men* (He 7), *Da Ling* (Pe 7) und *Qu Chi* (Di 11).

(7) **Säbel- und Perlenkropf (Lymphadenitis scrofulosa des Halses und der Axilla):** Moxe *Jue Gu* (Gb 39) und *Shen Men* (He 7).

(8) **Heißer Wind, Sucht-Hautausschlag (durch Alkoholismus):** Nadle *Qu Chi* (Di 11), *Qu Ze* (Pe 3), *He Gu* (Di 4), *Lie Que* (Lu 7), *Fei Shu* (Bl 13), *Yu Ji* (Lu 10), *Shen Men* (He 7) und *Nei Guan* (Pe 6).

(9) **Haut-Wind, Jucken und Ausschlag:** Moxe *Qu Chi* (Di 11), 200 Kegel, und *Shen Men* (He 7) und *He Gu* (Di 4) 37 Kegel.

(10) **Skrofularia:** Moxe *Bai Lao* (EX-HN-15) mit 37–100 Kegeln und an der Spitze des Ellbogens 100 Kegel. Zuerst steche mit einer Nadel genau in das Zentrum der skrofulösen Knoten. Benutze Moxakraut, das aus Artemisia vermischt mit Realgarpulver hergestellt wurde.

(11) **Gallen- oder Kropfknoten oder Tumor:** Behandle einen Kropf mittels Moxen von *Tian Tu* (KG 22) mit 37 Kegeln. Moxe auch *Jian Yu* (Di 5). Bei einem Mann moxe am linken Punkt 18 Kegel und am rechten 17 Kegel. Bei einer Frau moxe rechts 18 Kegel und links 17.

(12) **Große Wind-Wunde (Lepra):** Unter Benutzung einer Dreikantnadel inspiziere das Fleisch, wobei du nach Purpur schaust, das nach oben zu *Wei Zhong* (Bl 40) reicht. Blute die purpurfarbene Vene. Dennoch, heutzutage ist es nicht in Ordnung, zu stark bluten zu lassen, aus Angst, das Wahre Qi zu vermindern.

(13) ***Gan lou*, Lymphadenitis oder Fistel assoziiert mit kindlicher Mangelernährung:** Wenn chronisch nässende Wunden vorhanden sind, moxe 1 *cun* oberhalb des Malleolus medialis 3 Kegel. Wenn die Wunden am Oberkörper sind, moxt man norma-

lerweise *Jian Jing* (Gb 21) und *Jiu Wie* (KG 15). Bei Kälte, reichlichem Durchsickern zwischen Bein und Fuß, sollte man die Aconit- und Moxa-Methode oder die Sulfur- und Moxa-Methode anwenden. Dies gilt ebenso, wenn die Wunde anfangs durch akkumulierte Hitze, die abwärts strömt, ausgelöst war, da chronische Zustände typischerweise kalt werden. Bei langwierigen Wunden, die kontinuierlich eitriges Wasser absondern, sollte man auch moxen.

INDEX

H

I

J

K

L

M

N

O

P

Q

R

S